内科护理与健康教育

唐现华 著

汕頭大學出版社

图书在版编目(CIP)数据

内科护理与健康教育 / 唐现华著. -- 汕头 : 汕头大学出版社, 2021.12
ISBN 978-7-5658-4540-6

Ⅰ. ①内… Ⅱ. ①唐… Ⅲ. ①内科学—护理学 Ⅳ. ①R473.5

中国版本图书馆CIP数据核字(2021)第269770号

内科护理与健康教育

NEIKE HULI YU JIANKANG JIAOYU

作　　者: 唐现华
责任编辑: 郭　炜
责任技编: 黄东生
封面设计: 中图时代
出版发行: 汕头大学出版社
　　　　　广东省汕头市大学路243号汕头大学校园内　邮政编码:515063
电　　话: 0754-82904613
印　　刷: 三河市嵩川印刷有限公司
开　　本: 710 mm×1000 mm　1/16
印　　张: 17.25
字　　数: 250千字
版　　次: 2021年12月第1版
印　　次: 2022年2月第1次印刷
定　　价: 158.00元
ISBN 978-7-5658-4540-6

目　录

第一章　临床内科护理学的发展

第一节　临床内科新技术的发展

一、临床内科新技术的发展

传统内科学发展迅速,目前对许多疾病的病因和发病机制的认识已日益深入,在诊断技术和防治方法上也有很大的更新和发展。

(一)病因和发病机制方面

近年来,随着遗传学、免疫学、内分泌学等学科的迅速发展,不少疾病的病因和发病机制被进一步阐明。运用现代技术和研究方法,从分子水平和基因水平进一步认识了遗传性疾病和与遗传有关的疾病。例如,现已发现家族性肌萎缩性侧索硬化症是由于基因的点突变所致。胰岛素依赖性糖尿病、强直性脊柱炎等的发病,都可能与人类白细胞抗原某些位点有密切关系。还发现了300余种由于酶或其他蛋白质异常或缺乏引起的遗传性疾病。细胞生物学和分子生物学的发展,对不少疾病的发病机制有了进一步的解释,如认识生物膜在疾病发生、发展中的作用。免疫学的发展使免疫机制障碍在多种疾病过程中所起的作用受到重视。组织激素如消化激素、前列腺素、心房钠尿肽、内皮素、内皮舒张因子(NO)等的发现和研究,为消化系统、循环系统疾病发病机制、治疗方法的探索开辟了新的途径,对了解其他疾病的发病机制也具有重要意义。近年来还不断发现了新的病种，如发现免疫性疾病新的综合征30余种，对不少原有的疾病也做了新的分类。

（二）检查和诊断技术方面

目前所有的医用电子仪器都已计算机化。电子计算机化X线体层显像（CT）已从用于颅脑检查发展至全身检查，操作技术有了很大的发展，提高了诊断水平。更新的计算机化磁共振体层显像对显示软组织结构（如心、肺组织结构）非常直观、清晰，提高了诊断水平。数字减影法心血管造影，不必注射造影剂，减少了对患者的创伤。放射性核素检查的新技术已广泛应用于胃肠、肝、胆、心血管、内分泌、肾、血液和肺部疾病的诊断。单光子计算机化体层显像使诊断的水平进一步提高，正电子体层显像可无创伤地观察活体内的物质代谢改变。超声诊断已从一维发展到三维，而且能得到脏器的立体图；食管内多平面超声心动图，可显示更清晰的心脏结构图形，多普勒超声彩色血流显像几乎可直观地显示血流。内镜通过直接观察、电视照相、电影照相、采取活体组织和脱落细胞的方式等，对消化道、呼吸道、泌尿道、腹腔内的一些疾病可早期诊断和治疗。心脏、血压、肺、脑的电子监护系统能连续监测病情。介入性诊断技术大大提高了对疾病的诊断水平，如心脏电生理检查极大地提高了心律失常的诊断水平。单克隆抗体的制备，为诊断学和实验医学提供了新的手段。此外，随着各种疾病机制研究的深入和分子生物学不断发展，基因诊断技术发展迅速，被称为继临床诊断、生物化学诊断及免疫学诊断后的第四代诊断技术，具有较强的特异性和灵敏性，可直接对个体的基因状态进行检测，对相应的基因进行突变分析，以达到诊断特定疾病的目的。目前分子杂交技术、聚合酶链反应技术、DNA测序技术、基因芯片技术、免疫组织化学技术等基因诊断技术已应用到遗传性疾病、感染性疾病、癌症和血液病的诊断中，取得了良好的效果。

(三)预防和治疗方面

对不同类型的先天性或获得性免疫疾病,按其性质给予相应的免疫治疗措施,如进行骨髓移植、免疫抑制药或免疫增强药治疗是免疫工程在治疗上的应用。对白血病患者进行化疗或化疗加骨髓移植,对重型再生障碍性贫血患者采用异基因骨髓移植治疗,可使白血病患者得到治愈、再生障碍性贫血患者长期存活。药理学也有很大进展,新药不断问世,为治疗一些疾病提供了有效手段。器官移植,如肾、肝、心脏移植使许多患者长期存活。埋藏式人工起搏器的制造趋向于微型、长效能源、程序控制和多功能。介入性治疗可部分代替外科治疗,如球囊导管扩张心瓣膜、血管;电能、射频、激光、超声、冷冻等物理措施及送入支架或施切、施磨治疗心律失常及血管狭窄。

二、临床内科护理新进展

近年来,我国内科学领域已取得了巨大成就,许多疾病的诊治已达到国际水平。对严重危害人民健康和生命的肿瘤、心血管病、糖尿病、慢性支气管炎的大面积普查和防治,基本明晰了食管癌、鼻咽癌、原发性高血压、糖尿病的流行情况及一些与发病有关的因素。新的诊断技术得到了推广,如各种超声检查、电子计算机化 X 线、磁共振体层显像、内镜检查、高度选择性血管造影、放射性核素显像、心脏电生理检查。新的治疗手段已应用于临床,如电复律,人工心脏起搏,经皮球囊扩张血管和瓣膜,心导管治疗先天性心脏病时的堵塞术和缺损闭合术,导管电消融术,经纤维内镜止血、取石、切除组织。随着基础医学和生物医学工程学科的不断发展及医学模式的转化,在内科疾病的防治方面的发展前景将是光辉灿烂的。

(一)各项介入治疗的护理

随着国内外介入医学领域的扩大和发展,介入护理也蓬勃发展起来。介入放射学是一门融影像学和临床治疗学于一体的学科，应用范围广，涉及人体多系统疾病的诊断与治疗。介入护理学就是应用多学科的护理手段，从生物、心理、人文社会三个层次，研究接受介入治疗患者全身心的整体护理，帮助患者恢复健康，并研究和帮助健康人群如何预防疾病，提高生活质量的一门学科。介入护理学是介入医学治疗的一个重要组成部分，是护理学的一门分支学科，是建立在一般护理学基础上的一门新的专科护理。

20世纪70年代末、80年代初，随着介入放射学的蓬勃发展，一些介入放射学家开始意识到护理对于介入放射学的重要性。其后，尤其是在最近的10年间，随着介入医学治疗范围的不断拓展和深入，护理学对于介入医学的辅助作用也越来越重要。由于目前介入医学涉及众多的医学学科及材料、计算机等相关学科，这对从业人员提出了更高的要求，从而使护理学在自身的不断发展中与介入医学密切结合，形成了自己的特色。

另外，研究发现近年来介入医学疗效的改善与护理人员的密切参与相关。在过去10年里，介入护理学已经发生了根本性变化。其中，许多变化的发生源于护理理论知识和实践技能的革命性变化。研究认为介入护理学的作用是：改善治疗的基础条件，改善患者与医务人员之间的关系，并缩短治疗时间以及减少并发症的发生，有利于患者的治疗和康复。

目前介入护理学关注的重点：患者症状和功能的观察，减少并发症，对患者及其家属的健康教育，对患者住院过程中治疗反应和心理及日常活动的护理等。其具体内容如下。

（1）促进本学科的发展：由于介入医学主要是利用微创的导管技术对心血管、神经、肿瘤、消化、呼吸及肌肉骨骼等疾病进行治疗，同时还有许多新技术的应用，使护理学面临新的挑战，如对于肿瘤介入治疗后疼痛的处理，护理人员还应该了解肿瘤的解剖生理功能、介入治疗的知识、药物的毒性反应等，还应注意治疗过程中患者的症状及其生理和心理变化等。另外，由于涉及麻醉等问题，介入护理学还应注意与镇静和麻醉等有关的问题。

(2)提高介入治疗效果:介入护理可以减少穿刺点的出血,除了参与介入治疗的护理管理,护理人员还可以帮助介入医师进行手术操作和诊断,如有经验的护理人员可以辅助介入医师做导管插管进行化疗栓塞等。另外,护理人员在介入治疗复杂疼痛中的支持作用越来越大,护理学通过观察监控和教育患者使操作的成功率明显增加。

(3)提高护理质量:介入放射护理学专家对患者及其家属进行的宣教,可以增加他们对病情的了解和提高满意率。对于恶性肿瘤介入术导致的疼痛,健康宣教和交流能够使疼痛明显减轻,同时护理人员对于介入技术的充分了解,对整个治疗期间患者的护理、术前准备和术后管理都非常重要。护理人员了解血管穿刺技术并发症的原因并进行评估和处理,对治疗起着重要的作用。

(4)护理人员的培训:1999 年德国的一项调查发现,介入辅助人员的培训仍然明显少于介入医师。增加护理培训可节约费用,提高疗效和提高患者的满意率。

(二)内科疾病重症监护技术蓬勃发展

随着科技和医学的发展,重症监护病房的优越性已被社会公认,成为医院现代化的重要标志之一。随着内科急危重症临床救治技术的不断深入和应用,各内科重症监护病房(MICU)也相应诞生。呼吸支持、持续心电监护、全胃肠外营养支持、基本生命支持、各种输液操作等多种内科监护基本技术蓬勃发展,为救治临床内科急危重症患者发挥着重要作用。

(三)健康教育内涵增强

健康教育借助于多学科的理论和方法,通过有组织、有计划、有系统的教学,帮助人们了解自己的健康状况,认识危害健康的因素,促使人们自觉地选择有益于健康的行为和生活方式,提高自护能力,减低或消除影响健康的危险因素。多数内科疾病与生活方式密切相关,患者对相关健康教育内容的掌握程度直接影响疾病的康复、预后。护理专业化发展,如糖尿病专科护士、肿瘤专科护士、康复护士等专科护士的产生,使护理人员对内科相关疾病的预防、治疗、研究、管理等工作有了深入了解。专科护士为患者提供饮食、运动、自我检测、合理用药以及预防、家庭护理等方面知识,有效地提高了护士的专业素质和患者依从性。

临床内科理论的不断发展,新技术的不断应用,需要患者理解并配合治疗,才能取得良好的疗效。护理人员只有在自身掌握的基础上,通过全面了解患者学习需求、学习动机、学习能力,采取灵活有效的方法才能使患者满意,体现护理内涵,提高护理学科地位。

第二节　临床内科药物治疗进展

内科学涉及面广、整体性强,在研究人体各器官系统疾病的诊断和防治中,以药物治疗为主,或仅有轻微创伤性(介入诊断和治疗)为其特点。在以往科技不发达的年代里药物治疗基本是内科疾病的唯一治疗手段,现在是主要治疗方法之一。近年来,随着新的药物不断增加,内科疾病药物治疗更加丰富,对各种各样的药物治疗手段与方法的护理显得更加重要。

护士身居临床第一线,不仅是各种药物治疗的使用者,而且是用药前后的监护者、观察者。护士在合理用药中应做到:在为患者制订用药计划时起参谋作用,从给药技术的角度出发,主动提供咨询参考性意见;在执行用药医嘱时,准确掌握剂量、用药方法及配伍禁忌,避免技术性医疗事故的发生;在给药过程中执行用药监护,当发现不良反应时,应及时报告和处理;在临床药物试验中,遵照设计方案,观察药物在临床上"表现"的好坏并做好记录;对各种药物的优缺点,提出评价或鉴定性意见。

一、药物治疗前的护理

（一）给药前评估

给药前要了解患者的诊断、病情、过敏史、用药史等。明确医嘱目的，并正确告知患者。例如，心功能不全的患者常服用血管紧张素转化酶（ACE）抑制剂如卡托普利、依那普利等，如果护士不了解医嘱目的，仅告知患者这是一种降压药，就会导致一些非高血压患者因害怕服药后出现低血压而不愿服用；如果护士告知患者“不影响血压的小量 ACE 抑制剂能防止和逆转心肌与血管重构，改善心功能，消除或缓解心力衰竭症状”，患者用药的依从性就会大大提高。

（二）查看用药是否合理

护士应根据患者的年龄、病情、过敏史等检查医嘱的合理性，包括药物的名称、剂量、溶媒、用法等是否正确，医嘱与病情是否相适应。如医嘱将消炎痛（吲哚美辛）开成消心痛（硝酸异山梨酯），术前用药阿托品 0.5 mg 开成 5 mg，氟罗沙星与生理盐水或葡萄糖盐水并用，只能肌内注射的安乃近给予静脉注射，小儿肠炎给予诺氟沙星胶囊口服（可引起关节病变），需做皮试而漏开皮试医嘱等。在执行医嘱时若发现疑问或错误时，应及时与医师沟通确认或更正，而不能盲目、被动地执行医嘱。护士必须严格按医嘱给药，不得擅自更改。如脑挫裂伤急性期常用地塞米松 5 mg，每 8 小时静脉注射 1 次，以减轻脑水肿，降低颅内压。有的护士不了解医嘱目的，为图省事，把地塞米松加入每 8 小时 1 次静脉滴注的抗生素中，虽然药物剂量、给药间隔时间都没有变，但因改变了给药途径使激素失去了原本应起的作用。如果护士在改动医嘱前与医师沟通过，这样的错误就不会发生。

(三)提高药品识别的准确性

为了避免用药安全隐患,护士应熟悉常用药物的通用名、商品名;掌握常用药物的药理作用、剂量、用法、配伍禁忌、不良反应的防治等;对高危药物的使用(如氯化钾、胰岛素等)做到准确无误,避免技术性事故的发生。例如,地西泮静脉注射过快会引起呼吸抑制、心搏骤停,因此应严格掌握其静脉注射速度。

二、药物治疗时的护理

(一)严格执行三查七对

在整个用药过程中,护士尤其要坚持做到“五个正确”,即药物、剂量、途径、时间、患者。尤其在争分夺秒地抢救患者时,对药物名称和外观相近的药物,要根据患者病情,认真观察和判断,避免忙中出错。例如,阿拉明(间胺羟)与可拉明(尼可刹米)、氯丙嗪与异丙嗪、10%氯化钠与10%氯化钾等;在转抄医嘱、配药、发药、输液等重要环节,严格实施双人核查制度,以保证患者的用药安全。

(二)正确配制药品,防配伍禁忌

根据药物的性质选择溶媒,如乳糖酸红霉素溶于葡萄糖溶媒中,其抗菌活力会很快消失,直接溶于生理盐水中会产生沉淀。正确的做法:先加灭菌注射用水10 mL置于0.5 g粉针瓶中,用力振摇至溶解,然后加入生理盐水或其他电解质溶液中稀释。有些药物如奥美拉唑等,有专用的溶媒,如果以其他溶液替代专用溶媒,会使药物杂质析出,不溶性微粒增加,导致药物不良反应增多。药物配制时要严格执行注射器单用制度,在不了解某种药物对另一种药物有无影响时应将该药物单独使用。有色药物应最后加入,以防止细小沉淀不易被发现。从同一静脉通路输注两组液体时(如静脉营养液及抗生素)要确认不会发生配伍禁忌才能同时输注。静脉输液时，既要注意同一瓶液体中有无配伍禁忌，也要注意相邻两组液体之间的配伍禁忌，若已知两种药物连续输入时会发生药物反应，应注意避免连续输入，可加少量生理盐水冲管或更换输液器等方法加以防范。由于临床上很多新药尚无配伍禁忌表，增加了药物使用的不安全性，如营养液成分注射用果糖、门冬氨酸钾、多种微量元素注射液(Ⅱ)相互溶解时，所配制出的液体颜色呈蓝色，法舒地尔与长春西汀接瓶时呈白色混浊液体等。对发生配伍禁忌的新药，应记录在交班一览表上，要人人皆知，避免再次发生。

(三)掌握合理的给药时间

给药时间的选择应从更好地发挥药物的作用和减轻不良反应方面考虑，根据药物的性能及机体多种生命活动规律确定。例如，降压药、降血糖药、皮质激素类药物及降血脂药物均可按时辰药理学给药；抗生素的给药时间最好根据药物的半衰期来决定，这样既可维持有效浓度，又不至于发生蓄积中毒；饮食与药物相互作用也可改变药物的疗效，故应注意饮食包括水果和饮料的品种；需空腹、饭时、饭前、饭后、睡前服用的药物需按要求服用；特殊药物的使用时间要做好重点交班登记，输液巡视卡上必须注明各种药物的输注时间。

(四)严密监护和控制药物滴速

用药后的10~15 min是药物变态反应发生的高峰期，应加强巡视观察。严密查看穿刺部位，防止药物渗漏。必须根据患者的年龄、病情、药物的性质来调节药物的滴速。对有心、肺、肾疾病的患者，老年、婴幼儿以及输注高渗、含钾或降压、升压药物的患者，要适当减慢输液速度。例如，多巴胺用于防治肾衰竭，滴速过快时，药物能强烈收缩肾血管使肾衰竭加重并导致心律失常。对严重脱水、心肺功能良好者可适当加快输注速度。脱水剂如甘露醇250 mL在20~30 min快速滴完可减轻脑水肿，降低颅内压，如果滴注过缓，甘露醇则氧化成葡萄糖,反而会加重患者病情。一些特殊用药需要用输液泵来控制滴速,如生长抑素、血管活性药物等。

(五)监护药物在体内的相互作用

护士应根据用药情况,从药效学、药动学、机体情况等方面分析,判断联合用药是否合理,并合理安排输液顺序。如哮喘患者急救时,同时输注左氧氟沙星与氨茶碱,由于左氧氟沙星可抑制氨茶碱在肝的代谢,使氨茶碱血药浓度升高,可致患者出现心律失常、惊厥等毒副反应,维生素 C 与磺胺类合用,会使药效降低;静脉滴注青霉素的患者不能同时口服利君沙,因为后者干扰青霉素的杀菌功能;去乙酰毛花苷禁止与钙剂同时使用,若发生低钙抽搐需补钙时,可于静脉注射本药 4~6 h 后再注射钙剂,或在注射钙剂 1~2 h 后再用本药。

三、药物治疗后的护理

(一)药物疗效的监护

药物疗效的评价是药物治疗的重要环节,疗效未达到预期目标,可建议医师调整治疗方案,以免延误时机。要做好药效评价,必须掌握药物发生疗效的指征,对有多种适应证的药物,要根据患者病情和用药目的综合分析,如阿托品用于抢救有机磷中毒患者时,护士应密切监护生命体征、神志、瞳孔、皮肤等,根据需要逐渐减量或延长间隔时间;用于治疗心动过缓时,应密切监护心率的变化等。

(二)药物不良反应的监护

护士应根据所用药物的性质和可能发生的不良反应,主动向患者询问有关症状,并做必要的交代和解释,以便及时发现,避免药源性疾病的发生。对服用强心苷类药物的患者要密切监护心率、节律情况,如脉率<60 次/分或脉律不齐

时，提示可能发生中毒反应，应告知医师暂停服用。

（三）加强对患者用药知识的健康教育

告知患者所用药物的名称、剂量、用法、注意事项、不良反应及处理措施等。例如，头孢菌素类与乙醇同时应用可产生醉酒样反应，故治疗期间或停药3d内应忌酒。对有一定过敏或其他危害的药物，在使用新药、用法改变时，护士应主动向患者及其家属交代，讲明注意事项，使其主动配合治疗，保证用药安全。

第三节　临床内科重症监护的进展

随着临床内科新技术的不断发展，各科室建立了重症监护室。重症监护已经成为临床内科护理的重要组成部分。综合医院建立重症监护病房（ICU），主要收治病情危重或有潜在生命危险的患者，有助于提高危重患者的抢救存活率，因此具有危重患者多、病情变化快、突发抢救机会多且不分昼夜、死亡率高、仪器设备多而复杂等特点。此外，病房年轻护士多，要求护士必须具备临床综合思考判断能力、关爱技巧和临床合作技能。危重患者的质量管理反映医院的整体抢救水平及组织管理能力，在目前ICU存在严重护理人力不足的情况下，如何提高危重患者的管理质量是我们面临的严峻问题。在ICU实施护士长领导下的护理三级质量控制网络进行护理质量管理，明确了各级护理人员的责、权、利，落实质量管理责任，保证了护理质量的持续改进，保障了护理安全。

一、内科监护病房的种类

目前临床内科监护室按照科室可分为呼吸系统监护室、神经系统监护室、重症胰腺炎监护室、冠心病监护室、造血干细胞移植层流室等。

（一）呼吸系统监护室

主要收治呼吸衰竭、急性肺损伤与急性呼吸窘迫综合征、支气管哮喘、肺水肿、肺栓塞等患者。

（二）神经系统监护室

主要收治重症肌无力、吉兰-巴雷综合征、持续癫痫状态、脑卒中、脑干死亡等患者。

（三）其他

如重症胰腺炎监护室、冠心病监护室（CCU，主要收治冠心病介入治疗术后、急性心肌梗死、心力衰竭等患者）和造血干细胞移植层流室等。

二、内科监护室监护设备

重症监护室集中了大量先进的仪器设备，如心电图记录监测仪、心排血量测定仪、除颤器、多功能呼吸机、血气分析仪、肺功能检查仪、氧饱和度监测仪、肾功能监测治疗仪、小型血液透析机、腹膜透析机、尿比重计、颅内压监测仪、脑电图仪、脑血流图仪、经颅多普勒仪等，以及各种专科重症病房常用医疗仪器设备。

三、内科监护病房的护理质量管理

护理质量是护理人员为患者服务的效果，用于判断护理人员表现出来的形象是否具有专业特性，是否有助于护理对象生命质量的提高。内科监护病房护理质量的优劣是衡量内科护士业务技术水平和护理工作总体水平的重要标志，是提高内科危重症患者抢救成功率、降低死亡率和病残率的重要因素。

（一）护理质量管理原则

1. 质量第一的原则

在内科监护室，患者病情瞬息万变、监护技术复杂，必须以精湛的护理技术为患者提供保障，监护室内的每一项护理操作和技能都关系到患者的生命安危。根据各内科监护室收治病种不同，准确全面地观察病情、收集资料、记录各项指标变化、规范各项技术操作、避免护理缺陷和差错的发生、减少并发症，是确保护理质量高标准的首要内容。

2. 标准化原则

标准化管理是科学管理的重要技术方法，包括制订标准、贯彻标准，进而修订标准的全部活动过程。在长期实践和科学总结的基础上，我们将内科监护室的护理质量控制标准和各项操作监护流程标准化。

3. 全面质量管理原则

内科监护室护理质量管理必须由在监护室工作的所有人员共同参与。人人自觉地对监护全过程进行质量管理，按照全面质量控制的要求对环节质量、要素质量、终末质量把关，做到点、线、面全面控制。

（二）质量管理的标准

内科监护室的护理质量管理与其他护理单元的质量管理标准基本一样，包括要素质量、环节质量、终末质量。

1. 要素质量

包括护理人员素质、护理技术、医疗设备、药品、器械等。护理人员掌握各种重症监护操作技能，敏锐观察病情变化，并实施抢救。各重症监护室应配备相应仪器，一般应有床旁监护仪、中心监护站、呼吸机或简易人工呼吸器、输液泵与微量注射泵、临时性心脏起搏器和起搏电极、直接咽喉镜与气管插管装置、各种急救包、腹膜透析机或血液透析装置等。此外根据各监护室收治患者特点,配备相应的急救药品。

2. 环节质量

包括执行医嘱、病情与治疗反应的观察与记录、基础护理、重症监护、并发症与潜在并发症的防治、心理护理、护理文书、消毒与隔离管理等。

3. 终末质量

包括患者满意度、护理并发症、护理缺陷与差错发生率等。

(三)持续质量管理

1. 采用三级护理质量管理模式

与综合性 ICU 相比,内科各监护病房展开床位数为 6~8 张,收治疾病为本专科疾病的急危重症患者。内科监护室护理质量管理实行护士长-组长-护士三级质量控制网络,24 h 均有组长负责本组护士工作安排和调度,特别是夜间护士长不在班时,协调本组组员进行危重患者抢救、疑难问题的解决、护理质量的控制、本组年轻护士的技术培训与指导,形成了人人有人管、事事有人问的管理网络,从而保证了护理质量安全。

2. 保证了 ICU 护理质量

持续改进由于责、权、利的匹配和风险责任的下移,护理质量的责任人由护士长扩展到护理组长,使组长承担的管理责任加大,避免了护士长整天忙于琐碎事务,科室整体质量难以提高的局面。组长和组员实施双向选择,有利于组长有效地调动组内每位护士参与质量管理,实行自我控制、自我改进,既发挥组长的能力和工作热情,又可激发其他护士奋发进取的精神。组长可以根据夜间患者数量及病情轻重,实行弹性工作制。

3.加快了护理人才的培养

由于护理组长既是本组的业务骨干,又是质量管理的直接责任人,也承担了护士长的部分管理职能,因此护士长通过对护理组长的指导、帮助,让其参与科室的质量管理研讨、质量分析,制订科室工作计划、科室讨论及决定等,从而使护理组长得到培养和锻炼,提升综合素质。

第二章　呼吸系统疾病概述

第一节　呼吸系统常见疾病

一、呼吸系统常见疾病

呼吸系统常见疾病包括结核病，胸部肿瘤（原发性支气管肺癌、肺气管、支气管其他肿瘤、纵隔胸膜肿瘤），慢性阻塞性肺疾病，肺动脉高压和肺心病，肺部感染，肺部过敏性和免疫性疾病（支气管哮喘、结节病），职业性肺疾病如硅沉着病，其他如肺栓塞、支气管扩张、自发性气胸等。

二、呼吸系统常见症状

（一）咳嗽

是一种保护性反射动作，呼吸道内的分泌物和从外界吸入的异物可借咳嗽反射排出体外。咳嗽的节律可分为单发性咳嗽、发作性咳嗽和周期性咳嗽。根据咳嗽的性质可分为干性咳嗽和湿性咳嗽。干性咳嗽是指咳嗽而无痰或痰量甚少，常见于慢性喉炎、急性气管炎、气管受压等；湿性咳嗽是指咳嗽伴有较多的痰液，常见于慢性支气管炎、支气管扩张、肺脓肿等。

（二）咳痰

痰的性状、量及气味对诊断具有一定帮助。大量痰液见于慢性支气管炎、肺脓肿、空洞性肺结核以及脓胸或膈下脓肿破入支气管等。一般情况下，痰量逐渐增多提示病情加重，痰量减少提示病情好转。痰液由白色泡沫或黏液状转为黄脓性多为细菌性感染，绿色脓痰见于铜绿假单胞菌感染，也可见于干酪性肺炎或慢性支气管炎患者；红色或棕色痰表示痰内有血液，见于肺炎、肺结核、支气管炎；粉红色泡沫样痰见于急性肺水肿；铁锈色痰主要见于大叶性肺炎、肺梗死；果酱样痰见于肺吸虫病，棕褐痰、巧克力色痰为血和脓的均匀混合物，见于阿米巴肺脓肿、阿米巴肝脓肿穿过横膈后与肺相通；黑灰色痰见于肺尘埃沉着症。若痰液突然减少且出现体温升高，可能与支气管引流不畅有关。

（三）呼吸困难

患者主观上感到空气不足，客观上表现为呼吸费力，严重时出现鼻翼扇动、发绀、张口呼吸、辅助呼吸肌参与呼吸活动，并可有呼吸频率、深度或节律的异常。按照呼吸困难的性质可把呼吸困难分为吸气性呼吸困难、呼气性呼吸困难和混合性呼吸困难三种类型。吸气性呼吸困难多见于肿瘤或异物堵塞引起的大气道狭窄，如喉头水肿、喉-气管炎症等，其特征表现为三凹征，即胸骨上窝、锁骨上窝、肋间隙及上腹部呈吸气性凹陷。呼气性呼吸困难是由于小支气管狭窄所致，多见于支气管哮喘、慢性支气管炎、肺气肿等，其表现为呼气时间延长，常伴有哮鸣音或其他干啰音。混合性呼吸困难多因肺部病变广泛、呼吸面积减少及气体交换障碍所致，见于大量气胸、大量胸腔积液及胸廓限制性疾病，表现为呼气和吸气两个过程均为困难，呼吸较浅而快，常伴有呼吸音的明显改变。

（四）咯血

喉部以下呼吸道或肺的血管破裂出血，通过咳嗽反射经口腔咳出，称为咯血。呼吸系统引起咯血常见于支气管扩张、支气管肺癌、肺结核、肺炎、慢性支气管炎、肺脓肿等；青壮年咯血多见于肺结核、支气管扩张等；40 岁以上咯血并有长期大量吸烟史需高度警惕支气管肺癌。

咯血量与受损血管的大小、多少有直接关系，与病情严重程度不成正比。间断或持续痰中带血、一天咯血量<100 mL 称为小量咯血；咯血量为 100～500 mL 称为中等量咯血，一天咯血量在 500 mL 以上称为大咯血。

咳铁锈色痰见于大叶性肺炎，咯鲜血多见于支气管扩张，也可见于肺结核、急性支气管炎、肺血栓栓塞症；粉红色泡沫样痰是急性肺水肿的特点，棕红色铁锈色痰是肺吸虫病的特点。

第二节　支气管镜的临床应用

一、概述

支气管镜检查是指将支气管镜由鼻腔或口腔，经咽喉插入气管、支气管，直接观察其中的病变，并利用各种辅助设施进行操作，为呼吸系统疾病诊断和治疗的一个重要手段。临床上常用的支气管镜有两种：硬质支气管镜和可弯曲支气管镜（纤维支气管镜和电子支气管镜）。

支气管镜作为呼吸道疾病诊断与治疗的重要工具，可进入气管-支气管，直接观察腔内病变如肿瘤、结核、炎症、出血、坏死分泌物、梗阻、瘢痕、物理性或化学性损伤；通过活检、刷检、灌洗等各种方法对病变组织采样以明确诊断；并可实施止血、吸痰、去除异物、解除梗阻等治疗措施，因此在呼吸系统疾病的诊断及治疗中占有重要地位。

二、支气管镜检查的适应证和禁忌证

（一）适应证

1. 诊断适应证

（1）不明原因的痰中带血或咯血。

（2）不明原因的肺不张。

（3）反复发作且吸收缓慢的肺段肺炎。

（4）慢性咳嗽、不明原因的干咳或局限性哮鸣音。

（5）不明原因的声音嘶哑、喉返神经麻痹或膈神经麻痹。

（6）胸部影像学表现为孤立性结节或块状阴影。

（7）胸部影像学阴性，而痰中找到肿瘤细胞。

（8）病原体不明，抗感染无效的肺部感染。

（9）诊断不明，需做纤维支气管镜肺活检和支气管肺泡灌洗检查的肺部弥漫性病变。

（10）怀疑气管-食管瘘者。

（11）观察有毒气体引起的气道损伤、烧伤。

（12）选择性支气管造影。

（13）肺癌的分期、治疗后的随访或术后怀疑局部复发者。

（14）气管切开后或气管插管留置导管后怀疑气管狭窄。

（15）气管肉芽组织增生、气管-支气管软化。

2. 治疗适应证

（1）摘除气管-支气管内异物。

（2）清理气道内黏稠分泌物、坏死物、血凝块。

（3）帮助建立人工气道。

(4)治疗支气管内肿瘤。

(5)通过球囊扩张、放置气道内支架等方式治疗支气管内良性狭窄。

(6)内科非手术治疗无效的咯血,特别是气道内肿瘤引起的出血。

(7)清理化学性或高温性气道损伤的坏死物。

(8)肺泡蛋白沉积症肺泡灌洗。

(9)哮喘气道热成形术。

(10)不均匀重度肺气肿的单向活瓣植入。

(二)禁忌证

(1)麻醉药物过敏。

(2)通气功能障碍伴 CO_2 潴留,而无机械通气支持措施。

(3)气体交换功能障碍,吸氧或经呼吸机给氧后动脉血氧分压仍低于安全范围者。

(4)心功能不全,严重高血压和心律失常者。

(5)不稳定型心绞痛,急性心肌梗死者。

(6)颅内压增高者。

(7)主动脉瘤者。

(8)出凝血功能障碍,血小板计数 $<75\times10^9/L$。

(9)近期哮喘发作,或不稳定哮喘未控制者。

(10)大咯血过程中或大咯血停止时间短于 2 周者。

(11)全身状态极差者。

(12)受检者精神高度紧张、未用药控制者。

三、操作方法及护理

（一）术前准备

1. 患者告知及知情同意

（1）将支气管镜检查过程中可能出现的问题在操作前告知患者，以利其对操作检查给予配合。

（2）所有患者在接受检查前需书面告知相关风险，并根据治疗方案签署知情同意书。

（3）检查过程需有家属陪同，以便在出现突发情况时能及时进行医患间的沟通。

2. 患者准备

（1）详细询问患者病史，测量血压及进行血常规，心、肺功能检查。

（2）术前行胸部 CT 检查，必要时做增强或气道三维重建，以确定病变部位。

（3）对于拟行经支气管活检的患者，应在检查前检测血小板计数、凝血酶原时间和部分凝血活酶时间。

（4）局部麻醉患者术前 4 h 开始禁食，检查前 2 h 禁饮水；需全身麻醉患者则应术前禁食、禁饮 6~8 h。有高血压病史的患者，术前可用 1~2 口温开水服用降压药。

（5）高龄老人、体质虚弱者预防低血糖的发生，可嘱患者携带少量糖果。

（6）告知术中配合事项（包括体位、呼吸调整），嘱患者着宽松的病号服，勿穿高领毛衣。

（7）询问有无麻醉药过敏史，术前 20 min 指导患者用正确方法雾化吸入 2%利多卡因 10 mL。

(8)需要静脉应用镇静药者应在给药前留置静脉套针。

3. 特殊患者的准备

(1)对疑有慢性阻塞性肺疾病的患者应测定肺功能。若肺功能重度下降[FEV<40%预计值和(或)>SaO_2<93%],应测定动脉血气。

(2)慢性阻塞性肺疾病及支气管哮喘患者在支气管镜检查前应预防性使用支气管舒张药。

(3)吸氧和(或)静脉应用镇静药可能会升高动脉血 CO_2 浓度,因此对于支气管镜检查前动脉血 CO_2 浓度已升高者,应避免静脉应用镇静药,且在氧疗时应格外小心。

(4)心肌梗死后 6 周内应尽量避免支气管镜检查。

(5)脾切除、安装有人工心脏瓣膜或有心内膜炎病史的患者,应预防性使用抗生素。

(6)有出血危险的患者,即使不行支气管活检,仅行普通支气管镜检查,也应在术前常规检测血小板计数和(或)凝血酶原时间。

(7)对于拟行活检的患者,若一直口服抗凝药,检查前应至少停用 3d,或用小剂量维生素 K 拮抗。

(8)极少数情况下,当患者必须持续使用抗凝药时,应使用肝素抗凝,并将其国际标准化比(INR)降至 2.5 以下。

4. 器械准备

(1)支气管镜应保持透镜清晰、插入管光滑、管道通畅、弯曲角度到位,接上冷光源后视野清晰。操作前分别用 75%乙醇和硅油纱布擦拭操作部。

(2)冷光源保持一定亮度,备用灯泡无损坏。

(3)吸引器通畅无堵塞,压力正常。

(4)根据诊断与治疗的目的,备好各种仪器设备及配件。

（二）术中配合

（1）麻醉方法：

①雾化吸入法：根据医院条件选用超声雾化器、氧气驱动雾化器或压缩雾化器等可进行。采用2%利多卡因5～10 mL进行雾化。嘱患者口含雾化器喷药口，以经口呼吸的方式呼吸，尽量进行深、慢呼吸，以利于局麻药向下呼吸道远端分布。吸入时间为10～20 min。

②清醒镇静麻醉：咪达唑仑是唯一可被非麻醉医师安全使用的清醒镇静药物。操作前5～10 min给药，初始计量约0.03 mg/kg（约2 mg），2 min内注完，2～4 min后可追加剂量1 mg，总量不超过0.07 mg/kg（约5 mg）。绝大多数仅需血氧饱和度监测，过量可被氟马西尼即刻拮抗，可复合低剂量的芬太尼（50 μg）。

③非置管静脉麻醉：患者行局部麻醉结束后，进入操作室平躺于操作台上，常规心电监护，鼻导管吸氧，开放静脉，经微泵给予盐酸右美托咪定负荷量（浓度为4 μg/mL）1 μg/kg，10～15 min泵完。注意观察患者心率和血压的变化，适当的对症处理。盐酸右美托咪定负荷量泵完后改为维持量0.4～0.7 μg/（kg·h），此时患者处于轻度镇静状态，可听从指令动作。操作者经支气管镜进一步完善气管局部麻醉，患者可自主（或无意识反射性）咳嗽使局部麻醉药分布扩散。随后给予少量咪达唑仑1～2 mg，观察患者反应，如患者出现舌后坠可置入鼻咽通气道，如患者出现持续性呛咳、不舒适地体动，可给予芬太尼0.2～0.5 μg/kg（分次少量给予）。

④喉罩通气全身麻醉：患者常规麻醉诱导后，经鼻置入鼻胃管，再置入喉罩，支气管镜确定好位置固定。使用三通连接头连接呼吸机螺纹管和喉罩通气。支气管镜操作过程中，改手法控制呼吸，并与动脉血气分析对照。在操作时气道明显漏气或严重阻塞时，暂停控制呼吸。当 $SpO_2 \leq 90\%$ 时，嘱术者暂停操作，手法通气使 SpO_2 回升至98%以上再继续操作。麻醉维持以瑞芬太尼和

丙泊酚为主,间断静脉注射罗库溴铵维持肌肉松弛。操作者需要行烧灼时应采用氧气复合空气吸入,吸氧浓度应小于40%,以避免高浓度给氧在烧灼治疗时导致呼吸道烧伤。

⑤经硬质镜通气全身麻醉:常规全身麻醉后置入喉罩和胃管,静脉微泵瑞芬太尼复合丙泊酚维持麻醉深度,助手固定好喉罩防止移位。可弯曲支气管镜经三通接头、喉罩进入气管,由于气道压力过高,或者吸引、注水等操作,可使喉罩漏气和麻醉机无法正常通气,而造成通气不足,通常改用手控通气,增加通气频率,提高每分通气量,保持氧供,同时要注意避免气道压力过高所带来的呼吸循环方面的并发症。可弯曲支气管镜操作结束后,退出喉罩,将与气管直径相匹配的硬质支气管镜置入气管,注意咽喉部的迷走神经反射,严重时可致心搏骤停。硬质支气管镜通气口接麻醉机,如果硬质支气管镜直径和气管匹配良好,机控通气良好,操作时可改用手控通气。但是,如果漏气明显,那么就相当于开放性气道,可使用高频通气设备,通气过程中潮气量和呼吸末二氧化氮未知,必要时可通过动脉血气对照,调整通气参数。也可以在口腔里填塞纱布条,尽量将硬质支气管和声门间的空隙填塞,手控通气,增加通气频率来维持氧供,动脉血气可判断通气氧合情况。

(2)大多数患者采取仰卧位,肩部略垫高,头正位向后仰,术者位于患者头端。对不能平卧患者,如脊柱畸形等可取坐位,患者坐于靠背椅上,头后仰,术者位于患者对面或背后。

(3)接通氧气,持续血氧饱和度监测。

(4)手术过程中播放轻音乐,握住患者的手,给予患者言语上的鼓励和安慰,及时为患者拭去口腔分泌物。

(5)密切观察患者的呼吸、脉搏、血氧饱和度,发现异常及时处理,必要时停止检查,出现并发症时能及时有效处理。

(6)及时留取标本并送检。

(7)配合医师做好各种诊断与介入治疗的操作。

(三)术后护理

(1)术后 2 h 禁食、禁饮水,以防食物误吸入气管。2 h 后,以进温凉流质或半流质饮食为宜。

(2)术后 2 h 内可有痰中带血或少量血痰,注意观察咯血量。

(3)行活检者,尤其是肺活检者注意观察有无气胸或活动性出血表现。

(4)密切观察患者是否发热、声嘶或咽喉疼痛、胸痛。做支气管肺活检的患者需术后 2h 做胸部透视,以防气胸。

(5)必要时按医嘱常规应用抗生素,预防呼吸道感染。

(6)鼓励患者轻轻咳出痰液和血液,如有声嘶或咽喉疼痛,可给予雾化吸入。

(四)并发症

1. 可弯曲支气管镜操作相关并发症及处理

(1)麻醉药物过敏或过量:对发生严重过敏反应或出现毒副反应者应立即进行对症处理,如使用血管活性药物,抗抽搐药物,对心跳过缓者应用阿托品,心脏停搏者进行人工心肺复苏,喉水肿阻塞气道者立即行气管切开等。

(2)插管过程中发生心搏骤停:一旦发生应立即拔出支气管镜,就地施行人工心肺复苏术。

(3)喉痉挛或喉头水肿:大多在拔出支气管镜后病情可缓解。严重者应立即吸氧,给予抗组胺药,或静脉给予糖皮质激素。

(4)严重的支气管痉挛:应立即拔出支气管镜,按哮喘严重发作进行处理。

(5)术后发热:除适当使用解热镇痛药外,应酌情应用抗生素。

(6)缺氧:支气管镜检查过程中动脉血氧分压(PaO_2)下降十分常见,进行支气管镜检查时 PaO_2 一般下降 20 mmHg 左右,故对原来已有缺氧者应在给氧条件下,或在高频通气支持条件下施行检查。

(7)出血:施行组织活检者均有出血。少量出血经吸引后可自行止血,出血明显时可给予以下局部止血措施:

①经支气管镜注入冰(4 ℃)盐水、1∶10000 肾上腺素、凝血酶粉稀释液(凝血酶 200 U 加入生理盐水 5 mL 内)。

②必要时同时经全身给止血药物,如垂体后叶素 6 U 加入 5%葡萄糖注射液 20~40 mL 稀释后缓慢静脉注射(5~10 min),必要时再给予 12 U 加入 5%葡萄糖液 250~500 mL 中缓慢静脉滴注维持。但有严重高血压、冠心病、妊娠期应禁忌使用。如不宜使用垂体后叶素或垂体后叶素效果不佳时,可选用血凝酶 1~ 2 U 静脉注射。此外出血量大者尚可进行输血、输液等。

③支气管镜的负压抽吸系统一定要可靠有效,以保证及时将出血吸出,不使其阻塞气道。

④气管插管:经上述药物治疗无效,且患者出现窒息先兆时,应立即使患者处于患侧卧位,并尽快行气管插管,如有可能,可插入双腔支气管导管,使左右主支气管暂时隔开,保证健侧肺通气,同时通过气管插管将血吸出,保持大气道通畅。

⑤紧急外科手术,咯血量大,24 h 内出血超过 600 mL,经内科积极治疗咯血不能停止者,且无手术禁忌证时可考虑手术治疗。

2. 硬质支气管镜操作相关并发症及处理

(1)麻醉相关并发症:恶性心律失常和心肌缺血大多与缺氧有关,硬质镜插入时间过长、麻醉诱导后血压过低、既往心脏病史、通气不良都是主要原因,也是引起患者死亡的最主要原因。

(2)牙齿、牙龈、喉等损伤:较易发生于短粗颈和小颌畸形的患者。

(3)气管和支气管撕裂:多发生于气管扩张和肿瘤切除时;经验不足的医师也可能在进镜时损伤气道。一般非手术治疗即可愈合,临时性支架置入可起到保护作用。需要外科介入的情况较少。

四、支气管镜的清洗、消毒、维护

(一)支气管镜消毒剂

1. 戊二醛

浓度为2%的碱性戊二醛是国内外最常用的内镜高水平消毒剂,因其性能稳定,一直以来作为国内外内镜消毒的常用首选消毒剂。对支气管镜进行高水平消毒,浸泡时间为20 min,达到灭菌要求需浸泡10 h以上。该消毒剂浓度持续时间长,有效期一般为6~10 d。有一定的刺激性、致敏性,容易引起哮喘、过敏、眼睛残疾、皮肤炎等疾病,操作中保持消毒室内空气的流通,必要时安装强排风装置,积极做好自身与患者的防护工作尤为重要。

2. 邻苯二甲醛

邻苯二甲醛是一种高效的消毒剂,含0.55%的苯二羧酸,性能稳定。即使在有机物存在情况下,也几乎不会影响它的杀菌效果,已被国内外一些研究和实验所证明。消毒时间短,常规消毒5 min,即可杀灭全部的普通细菌,甚至可以杀灭有机物下面的部分分枝杆菌。使用周期长,一般为2周。该产品价格比较昂贵,易于着色。

3. 过氧乙酸

一种强氧化消毒剂,内镜高水平消毒浓度为0.3%,作用机制是通过强酸性破坏细胞膜的通透性,使蛋白质变性、代谢酶失活,从而起到杀菌作用。内镜高水平消毒时间短,常规消毒5 min,灭菌10 min。有一定的醋味和腐蚀性,对人体有一定的刺激性,因此不宜开放使用,欧洲多个国家采用机器封闭式使用。

(二)支气管镜的清洗消毒

1. 内镜清洗消毒前的准备工作

(1)操作人员个人防护装备:进内镜清洗消毒室前,应穿戴好手套、护眼罩、隔离衣、面罩或不会阻留蒸汽的简单手术口罩等。

(2)工程学方面的控制:要有良好的通风设施、优质的水质提供等。

(3)内镜清洗消毒物品的准备:内镜搬运车或可放置内镜的塑料整理盒、不同规格的长短毛刷、普通清洗槽或智能化半自动内镜专用水槽、润滑剂、高压水枪、高压气枪、50 mL 注射器、不同规格的灌流器连接管、洁净的泡棉或不掉纱的棉布、纱布、内镜专用洗涤剂、内镜高水平消毒剂、气压式酶液喷雾器、塑料小桶等。

2. 软式内镜手工清洗消毒操作流程

(1)床侧预处理:①检查完毕立即将内镜外表面的黏液等分泌物用含洗涤剂的湿纱布擦拭干净;②将内镜先端部分放入稀释好的内镜专用洗涤液中,反复抽吸至少 10 s;③从内镜主机上拔下内镜并盖上防水帽,通过转运车送到内镜消毒室。

(2)初洗:①安装测漏装置进行内镜测漏;②在流动水下彻底冲洗,用棉布或泡棉反复擦洗镜身;③拆去内镜上各个附件按钮(吸引阀按钮、活检管盖);④用清洗毛刷彻底刷洗活检孔道和导光软管的吸引器管道,毛刷或棉棒必须与内镜腔道相吻合;⑤用高压水枪彻底反复冲洗各管路。

(3)洗涤剂洗涤:①内镜在洗涤剂中浸泡的时间应不少于 3 min;②有灌流器的直接接上灌流设备进行所有管路的洗涤剂灌流浸泡;③如果没有灌流设备,也可用 50 mL 注射器将洗涤剂直接注满各个管路;④达到洗涤剂浸泡时间后,用清洗刷再次刷洗各个管腔,使有机物等碎片脱落,便于流水冲洗;⑤内镜洗涤剂应当每清洗一条内镜后便更换。

(4)漂洗:①流动水冲洗镜身,用高压水枪冲洗管腔,时间至少在2~3 min;②有灌流器直接接上灌流设备进行管腔内的冲洗,并用高压气枪吹干管腔内的水分,以免稀释消毒液。

(5)浸泡消毒:①内镜与各个按钮一同浸泡消毒液中,有灌流器的直接接上灌流设备进行所有管路的消毒剂灌流浸泡消毒;②如果没有灌流设备,也可用50 mL注射器将消毒剂直接注满各个管路进行浸泡消毒;③从消毒剂浸泡的水槽中每取一根内镜,必须更换一双手套;④每天必须对消毒剂进行浓度的检测,使消毒剂的浓度保持在正常使用范围,一旦浓度下降,应及时更换。

(6)终末漂洗:①直接用流动纯净水冲洗镜身,用棉布或泡棉不断清洗镜身及操作旋钮部分,取下的按钮附件在流动水中冲洗干净;②有灌流器装置的直接进行各个管腔的灌流冲洗,再用高压水枪彻底冲洗管腔内;③没有灌流设备的,用高压水枪彻底冲洗管腔内的残留消毒液,或用50 mL的注射器反复冲洗管腔至无消毒剂残留。

(7)内镜干燥:①用酒精纱布擦拭镜身及按钮,用气枪将各个管路水分吹干,按钮必要时需润滑处理后待用;②用干布擦干内镜与主机相连接的各个部分;③取下防水盖,将各个按钮安装好,备用;④每次操作之间及在储存内镜之前对内镜及附件进行干燥,是预防病原体传播及院内感染非常重要的步骤。

(8)内镜储存:①每天诊疗工作结束后将内镜储存于专用洁净柜或镜房内;②镜体应垂直悬挂,弯角固定钮应置于自由位;③储存内镜时要将所有活检入口阀门及吸引器按钮取下;④储柜内表面或者镜房墙壁内表面应光滑,先缝隙、便于清洁,每周清洁消毒一次。

3. 软式内镜全自动机器清洗消毒操作流程

(1)床侧预处理:同软式内镜手工清洗消毒操作流程。

(2)初洗:同软式内镜手工清洗消毒操作流程。

(3)全自动清洗消毒机对内镜进行全程清洗消毒干燥:①将手工初洗过的

内镜放入全自动机器中，按内镜的结构盘放到位；②按厂家的说明要求，接好各个管路接口，盖好机器的盖子；③按不同的需求，设置好不同的清洗、消毒时间；④在全封闭状态下完成内镜的初洗—洗涤剂洗涤—次洗—消毒浸泡—末洗—乙醇（酒精）吹干等整个流程；⑤随时注意机器各个功能的报警系统报警示意，及时解决报警问题，使机器保持正常运作状态；⑥每天必须对机器内的消毒剂进行浓度的检测，使消毒剂的浓度保持在正常使用范围，一旦浓度下降，应及时更换。

4. 其他

定期进行生物学监测，发现问题及时查找原因，防止造成交叉感染。

五、临床评价

（一）支气管镜在诊断中的应用

1. 肺部肿块

通过直视、活检、刷检、TBNA、EBUS-TBNA（超声支气管镜下经支气管针吸活检）、EBUS-GS（经支气管超声引导鞘管引导）等可明确肺部肿块的性质。支气管镜诊断肺癌的阳性率比较高，约 83%，尤其是管腔内肿瘤。

2. 咯血

在小量、中等量咯血患者或大咯血止血后，经支气管镜可追根寻源。明确咯血的部位及原因。

3. 肺部弥漫性病变

可用于肺弥漫性疾病的病因诊断，如结节病、肺-肾出血综合征、肺气肿、肺泡细胞癌等。

4. 感染性疾病

可用保护性毛刷进行病原学检查。通过PSB收集的下呼吸道分泌物做细菌学检查,结果可靠。

5. 胸膜腔疾病

可利用支气管镜代替胸腔镜通过外鞘套管,进入胸膜腔对胸膜腔进行直视观察、活检,以明确胸膜腔疾病的病因。

(二)支气管镜在治疗上的应用

1. 危重病患者气道管理

支气管镜在危重病患者的抢救过程中越来越大地发挥作用:①以支气管镜为引导,行经鼻气管插管,增加了准确性;②严重肺部感染患者常存在引流不畅,应用支气管镜进行逐叶逐段冲洗;③可用于烧伤患者分泌物及结痂的清除。

2. 异物摘除

应用不同类型异物钳,取出各种气管内异物。

3. 咯血治疗

具体方法:①药物喷洒;②用Forgarty气囊导管进行填塞;③高频电刀、电凝止血。

4. 肺不张

通过支气管镜可明确肺不张的原因,对于管腔内肿块、痰栓、异物或狭窄,应用烧灼、钳夹、吸引等方法,解除肺不张因素,并对不张肺段进行鼓肺治疗。

5. 经支气管镜做支气管肺泡灌洗或冲洗

可用于肺部感染、支气管哮喘、肺泡蛋白沉积症、硅沉着病等的治疗。

6. 气道内肿瘤的治疗

主要包括:①高频电治疗(电刀、电凝、圈套);②激光疗法;③氩等离子体凝固治疗;④冷冻疗法,温度-80 ℃;⑤有计算机程控微型^{192}Ir后装机进行近距离内照射治疗。

7. 对气管狭窄的治疗

在支气管镜的引导下选择合适部位放置支架。

第三节　呼吸系统疾病的介入治疗

一、经支气管镜介导异物取出术

在所有气管、支气管异物吸入的患者中,80%以上的患者为儿童。经过多年的临床研究,大多数的专家认为气道中的吸入性异物是可以在不开放损伤气道或周围结构的情况下完整地取出,主张在确定有异物吸入的情况下应及时进行支气管镜检查。

(一)适应证

气管、支气管及远端各管腔中的异物。

(二)禁忌证

(1)不能耐受常规支气管镜检查者。

(2)大部分在支气管管壁内可能造成穿孔的异物。

(三)术前准备

1. 物品准备

(1)可弯曲支气管镜及其异物摘除装置:包括 W 字形、鳄口形、V 字形、篮形、橡皮头形等各种形状的异物钳;除此之外,在一些特殊情况下气囊导管、圈套器冷冻电极及激光等也可用于异物的摘除。

(2)硬质支气管镜及其异物摘除装置：包括硬质支气管镜、硬质异物钳、可视异物钳。

2. 患者准备

一般成人或12岁以上的儿童拟行软性支气管镜下取异物者，预计操作较简便者可采用局部麻醉；如预计操作有一定难度，可以于无痛或镇静下进行。对于12岁以下的儿童或拟行硬质支气管镜下取异物者，则需要采用全身麻醉，全身麻醉下的机械辅助通气可通过硬质支气管镜进行通气，或采用喉罩下机械通气。

(四)操作方法

(1)支气管镜可经口、鼻或人工气道插入至气管或支气管病灶处。

(2)操作者应根据异物的大小、种类、异物与周围组织关系等的不同来选择异物钳。

(3)有些异物会引起周围肉芽组织生长，很难取出，可采用高频电凝、激光或冷冻等技术去除肉芽组织后，再取异物。

(4)术中应尽量轻柔操作，避免损伤。

(5)取出异物后应再次用支气管镜检查气道和声带损伤的程度，出血较多时可给予1∶10000肾上腺素止血。

(五)并发症及预防

取出异物后，应密切观察患者一段时间，其时间长短依异物大小和取出过程中造成的损伤而异。术后需注意有无咯血或声门水肿等症状，较大的异物，尤其是硬质异物，在气道内嵌顿时间过长易刺激周围黏膜肉芽组织增生，粗暴拉动取出时极易出血和损伤支气管与气管管壁，且可损伤声带。手术过程中可先于异物周围滴入少量 1∶10000 肾上腺素，收缩异物周围黏膜血管和扩张气道平滑肌，便于取出异物。术中动作需轻柔，术后还应密切观察至少 4 h。

二、支气管镜介导的高频电治疗

经高频电治疗是应用探头（电刀、电凝头）或圈套器通过支气管镜进入肿瘤组织内以电流来治疗支气管腔内疾病的方法。利用高频电流的瞬间作用来切割、凝固局限组织块。高频电主要应用于由周围向气道中央生长而造成气道阻塞或狭窄的肿瘤。

（一）适应证

（1）肉芽肿包括手术后肉芽肿、炎性及异物肉芽肿。

（2）气管内或支气管腔内良性肿瘤。

（3）气管或支气管内的恶性肿瘤失去手术机会、术后复发。

（4）外伤瘢痕引起的支气管狭窄。

（二）禁忌证

（1）安装有心脏起搏器的患者。

（2）不能耐受常规支气管镜检查者。

（3）管外型肿瘤。

（三）术前准备

1. 物品准备

高频电治疗仪、中性电极片、高频电探头（电刀、电凝头或圈套器）、支气管镜（耐高温的支气管镜，如 Olympus BF-1T260 支气管镜）、活检钳、异物钳及其他常规物品与药品。

2. 患者准备

(1)术前应简单向患者说明手术的大致过程,以消除患者的紧张情绪。

(2)在患者的小腿绑上中性电极片。为了保证中性电极片与皮肤能够有良好的接触,必须用蘸有生理盐水的湿棉纱布将患者皮肤擦拭干净,干燥后再将电极片贴服于患者皮肤上。

(3)其余的术前准备同常规支气管镜检查。

(四)并发症及预防

1. 并发症

(1)出血。

(2)穿孔。

(3)气道内的烧伤。

(4)坏死组织阻塞管腔。

2. 预防

(1)常规给氧的患者在进行高频电治疗时需将氧流量调至 4 L/min 以下。全身麻醉下进行高频点治疗前需停用纯氧 2~3 min,并将氧浓度调至 35%以下。

(2)高频电治疗时会产生刺激性气体,容易刺激患者咳嗽。治疗时术者长按吸引按钮,嘱患者尽量不要吸气或浅慢呼吸。

(3)探头伸出支气管镜前端≥1 cm,以免伸出过短,高频电产生的热效应可损伤镜头。

(4)在电凝治疗过程中,烧焦的炭化组织常将电凝探头完全覆盖而产生了绝缘效果,使手术无法进行。因此,术中需要不断清理探头。助手用蘸有 75%乙醇的纱布来回旋转擦拭前端的柱状电凝探头,禁忌拉扯,以免损坏探头。

(5)在高频电治疗后的 2~3 d,复查支气管镜。一方面对治疗的效果进行评价,另一方面对治疗后的坏死组织进行清理,清理可用活检钳、抽吸等方法进行。对于残留病灶明显者,可再行高频电治疗。如为大气道狭窄严重的患者,在治疗后的第二天即应进行坏死组织的清理,以防患者因坏死组织和分泌物阻塞气道而窒息。

三、支气管镜介导的氩等离子体凝固治疗

氩等离子体凝固又称为氩气刀,是一种利用氩等离子体束传导高频电流,无接触的热凝固组织的治疗方法。将氩等离子体用导管经纤支气管导入支气管内进行治疗即称为经支气管镜氩气刀治疗。

(一)适应证

(1)适用于可视范围内气管、支气管的局部出血,特别是弥漫性出血。

(2)气管、支气管可视范围内良恶性肿瘤及各种肉芽肿疾病的治疗。

(3)气管、支气管金属支架置入术后,肿瘤或肉芽肿经网眼向内生长。

(二)禁忌证

(1)安装有心脏起搏器的患者。

(2)不适合行支气管镜检查的患者。

(3)超出可视范围的病变或出血灶。

(三)术前准备

1. 物品准备

APC治疗仪、APC导管、中性电极片、支气管镜、活检钳及其他常规物品及药品。

2. 患者准备

同高频电治疗术前准备。

(四)并发症及预防

APC治疗并发症的发生率约为2.8%。早期或直接的并发症为气胸、纵隔气肿、皮下气肿，这些并发症经过或不经过引流治疗后可完全恢复；后期或间接并发症可为肿瘤凝固区的管壁坏死，局部疼痛，可给予相应的对症处理。

四、支气管镜介导的激光治疗

支气管镜介导的激光治疗是一种以石英光导纤维传送能量，通过支气管镜介导采用Nd：YAG：CO_2、半导体等激光，治疗气管、支气管内肿瘤和狭窄等病变的方法。

(一)适应证

(1)气管、支气管原发与转移性恶性肿瘤。
(2)气管、支气管良性肿瘤。
(3)气管、支气管肉芽肿及瘢痕狭窄。
(4)近端气道的局灶性出血。
(5)气管、支气管瘘的封闭。
(6)嵌顿型支气管结石、各种嵌顿于气道壁的异物(包括气道内支架)的切割。

(二)禁忌证

(1)不适宜行支气管镜检查的患者。
(2)气道的外压性狭窄。

(3)操作人员对于激光治疗不熟练。

(三)术前准备

1. 物品准备

激光发射机、光导纤维、防护眼镜、支气管镜(治疗型)、活检钳、其他常规物品及药品。

2. 患者准备

一般在全身麻醉下操作,患者相对比较安静,故操作也更为方便及安全,麻醉尽可能表浅,使呼吸抑制减少到最低程度。如采用硬质支气管镜治疗必须在全身麻醉下进行。若病灶小,而且局限,以及无法在气管插管下操作者,如声门下病变及儿童,可采用喉罩全身麻醉下进行治疗。

(四)并发症及预防

1. 并发症

虽然经支气管镜腔内激光治疗通常是安全和易于接受的,但也可以引起并发症,包括心律失常、气道穿孔、气胸、出血、低氧血症,或支气管内着火。

2. 预防

治疗时不能同时吸高浓度氧气,以免发生氧燃烧;严格掌握激光治疗方向,避免损及周围正常组织;根据病灶情况调整治疗功率和治疗时间。光导纤维必须伸出镜外 1.5 cm,以免损伤支气管镜;保持视野清晰,及时清除坏死组织;恶性肿瘤有广泛黏膜浸润者疗效差,宜用其他治疗方法。

五、支气管镜介导的腔内冷冻治疗

支气管镜介导的腔内冷冻治疗是一种经支气管镜介导,通过冷冻探头将二氧化碳(CO_2)和一氧化二氮(N_2O)等制冷剂导入局部,利用组织细胞在-20 ℃

以下变性、坏死等机制，使细胞冻损和微血栓形成，致细胞死亡，治疗气管、支气管内肿瘤、狭窄或出血等病变的方法。

(一)适应证

(1)气管、支气管腔内恶性肿瘤的姑息治疗。

(2)气管、支气管良性病变的根治性治疗。

(3)支架置入后，支架两端及腔内再狭窄的治疗。

(4)气管、支气管异物，黏液栓子或血凝块的摘除。

(二)禁忌证

(1)重症高血压、冠心病及严重心律失常患者。

(2)心、肺功能明显减退，患者一般情况衰竭者。

(3)凝血机制异常患者。

(4)气管重度狭窄患者。

(三)术前准备

1. 物品准备

支气管镜、冷冻治疗仪、冷冻探头、其他常规物品及药品等。

2. 患者准备

同常规支气管镜检查的术前准备。

(四)并发症及预防

(1)治疗后观察患者有无咯血、胸痛、胸闷、呼吸困难加重等症状，如有上述症状应通知医师给予相应的处理。

(2)主要的并发症为出血，少量出血经吸引后可自行止血，或用 1∶10000

肾上腺素稀释液注入5～10 mL局部止血，也可用凝血酶200U局部灌注止血，出血量大于50 mL的出血需高度重视，要积极采取措施。如出现坏死组织阻塞，应及时行清理术。

六、支气管镜介导的球囊扩张气道成形术

球囊扩张气道成形术是通过支气管镜将高压球囊置于狭窄段支气管腔内，球囊膨胀向外的张力导致引起支气管狭窄的病理组织部分撕裂崩解，恢复支气管腔通畅的一种治疗方法。

（一）适应证

各种类型的良性气道狭窄。良性气管、支气管狭窄可由多种原因引起，具体如下：

（1）气管、支气管结核

（2）肺移植或袖状切除吻合术

（3）气管内插管或造口术插管

（4）气道内长期的异物刺激

（5）创伤

（6）吸入性损伤

（7）Wegener肉芽肿病

（8）气道的淀粉样变

（9）结节病

（10）复发性多软骨炎

（11）铍中毒

（12）气道内的良性肿瘤

(二)禁忌证

球囊扩张气道成形的禁忌证同普通支气管镜检查的禁忌证。此外,若无法直视狭窄远端的支气管情况,或扩张导管无法通过狭窄段,则不能进行球囊扩张。

(三)术前准备

1. 物品准备

支气管镜(治疗型)、不同型号的球囊导管、枪泵、其他常规物品及药品等。

2. 患者准备

同常规支气管镜检查的术前准备。

(四)并发症及预防

(1)术中一过性血氧饱和度下降及胸骨后隐痛,大多随着治疗的终止或结束而自然缓解。

(2)出血:部分患者,特别是狭窄处有急性炎症存在时,扩张后会有局部的少量出血。一般仅需采用1∶10000肾上腺素生理盐水或200 U凝血酶溶液局部灌注,出血多可即刻停止。发生大出血的患者,即刻患侧体位,处理步骤按支气管镜介入治疗大出血进行。

(3)自发性气胸和纵隔气肿:其发生的原因主要为选择的球囊过粗或过长所致。

七、支气管镜介导的气管、支气管支架置入术

随着材料科学的不断发展和可曲支气管镜在临床的普及,气道内支架置入技术日趋完善,成为治疗气管、主支气管重度狭窄的有效手段。

(一)适应证

(1)中央气道器质性狭窄的管腔重建。

(2)气管、支气管软化症软骨薄弱处的支撑。

(3)气管、支气管瘘口或裂口的封堵。

(二)禁忌证

(1)重症高血压、冠心病及严重心律失常患者。

(2)心、肺功能明显减退,患者一般情况衰竭者。

(3)凝血机制异常患者。

(4)不适宜置入气管支架的患者。

(三)术前准备

1. 物品准备

支气管镜,根据病灶情况选择合适的支架、导丝、异物钳等,其他用物同常规支气管镜检查准备。

2. 患者准备

(1)加强心理护理,做好相应的饮食指导,签署各项知情同意书。

(2)麻醉方法:根据患者病情,选择合适的麻醉方法。

(四)并发症及预防

1. 支架移位

主要由于支架直径偏小、支架膨胀不佳、剧烈咳嗽等所致。故一旦疑有支架移位,应立即行支气管镜检查,若发现支架移位应将支架调整、支架取出或更换新的支架。

2. 支架本身的机械性损伤

气道内支架持续地受到各种程度和各个方向上的压力，如肿瘤组织的持续性压迫、咳嗽时平滑肌的强力收缩所引起的迅速压迫、气道的摇摆和扭转等产生的各种复杂类型的压力等，均可使支架产生疲劳性折断。一旦发生金属支架的断裂和解体时，应尽可能将支架取出，以避免损伤周围组织及大血管而引起致命性并发症的发生。

3. 支架分泌物潴留

在支架置入后的3~5d，支架壁上大多附着有较多的分泌物，此期间支气管镜下吸除附着的分泌物会减轻术后患者的咳嗽症状。气道内雾化吸入及服用祛痰药有助于分泌物的排出。

4. 肿瘤及肉芽组织增生导致的支架腔内再狭窄

采取高频电烧灼、支气管腔内冷冻及腔内近距离后装放疗，激光治疗后管腔有明显的改善。

5. 支架嵌入和穿透气道壁

支架置入最危险的并发症是支架嵌入和穿透气道壁。这种情况下常常会导致气管-支气管瘘；侵及气道周围的大血管时，可引起致命性的大咯血。当发生这种情况时，往往需要外科开胸手术的介入。

八、经支气管镜气道腔内后装放疗

经支气管镜气道腔内后装放疗目前绝大部分用于气管、支气管恶性肿瘤的治疗，是将放射源导入肿瘤内部或贴近肿块边缘进行照射，这样既可以减少对正常组织的辐射，又能增加对肿瘤组织的辐射剂量，在有（无）外照射的前提下都可以尽快打通气道、清除腔内及其周围肿瘤，而且安全性高、患者易于耐受。

(一)适应证

(1)中央型肺癌或恶性病变侵犯纵隔或大气道。

(2)由恶性支气管腔内病变引起的呼吸困难、阻塞性肺炎、咯血或难治性咳嗽等症状。

(3)术后残端未尽或残端复发。

(4)作为支架置入、激光消融或其他腔内介入治疗的后续治疗。

(二)禁忌证

(1)重度气道阻塞。

(2)肺部、颈部等放射野有结核感染。

(3)有通向非支气管组织区域的瘘管。

(4)肿瘤未经组织学证实。

(5)最近大咯血非手术治疗无效者。

(6)严重心肺功能不全或全身情况极度衰弱者。

(7)急性上呼吸道感染或肺部感染未控制者。

(三)术前准备

1.物品准备

支气管镜(治疗型)、后装导管(以塑料为原料制成的导入和容纳放射源的管道)、定位缆、X线定位机、HDR近距离放疗系统、其他用物(备好T形胶布1根、长4cm宽1cm的胶布两根,根据病情备好活检钳、电凝探头等)。

2.患者准备

同常规支气管镜检查的术前准备,推荐在局部麻醉下进行操作。

(四)并发症及预防

腔内放疗的严重并发症包括大咯血和瘘管形成。由于存在致命出血的风险,在实施腔内放疗前应做好充分的准备,排除涉及的中央血管,严重并发症的发生率差别很大,在一些大型研究发生率可降低至0~10%,小型研究可达到30%~40%。

九、经支气管镜介导腔内放射性粒子植入术

放射性粒子组织间植入是一种新兴的局部控制恶性肿瘤的治疗方法,是将微型放射性籽源植入肿瘤组织内或受肿瘤侵犯的组织中,持续发出低能X线或γ射线,通过持续低剂量辐射作用,使肿瘤组织遭受最大程度的杀伤,而正常组织不受损伤或仅受到微小损伤。

支气管镜引导下放射性粒子植入,就是经支气管镜通过穿刺针将放射性粒子植入肿瘤组织中,以达到对肿瘤进行治疗的一种近距离放疗方法。

(一)适应证

(1)无法手术或不愿、不宜手术的肺癌患者,肿瘤侵犯胸膜、胸壁或病变在肺门,且与周围大血管粘连,无法彻底、安全手术切除。

(2)病变扩展到纵隔、气管、主动脉、上腔静脉或心包。

(3)肺癌术后复发或肺内转移。

(4)外放疗效果不佳或作为局部剂量补充。

(5)其他器官恶性肿瘤转移至肺的转移瘤。

(二)禁忌证

(1)严重的心、肺、肝、肾疾病功能不全,或存在急性感染的患者。

(2)难以控制和纠正的凝血功能障碍。

(3)生存期不超过3个半衰期(180 d)。

(4)全身衰竭、恶病质患者。

(三)术前准备

1.物品准备

碘(^{125}I)放射性密封籽源、铅质容器、放射性粒子植入装置(COOK-19G内镜超声专用穿刺针、粒子植入枪、推送杆)、自我防护用品(操作人员需准备铅衣、铅帽、铅围脖、铅手套、防护眼镜等,以便做好自我防护)、支气管镜(治疗型)、其他常规物品及药品。

2.患者准备

同常规支气管镜检查的术前准备。

(四)并发症及预防

最常见的并发症是出血。为预防出血,术中穿刺时尽量避开大血管,植入时与大血管距离1 cm以上,以确保安全。观察患者有无不适症状,如咯血、胸痛、胸闷、气急等,如有不适及时告知医护人员,给予相应的处理。其他还有气管-食管瘘、气胸、放射性损伤等,如有发生及时给予相应处理。

十、经硬质支气管镜硅酮支架置入术

硬质支气管镜仍是介入肺脏病学专业的基础。100多年来,已经成为外科和肺科专家共享的介入工具,借助硬质支气管镜给气道提供的通道,可以进行异物摘取、威胁生命大咯血的处理、气管支气管狭窄的扩张、肿瘤的诊断与切除以及气管、支气管支架的置入。硅酮支架较金属支架术后并发症相对较少,更易于摘取。故经硬质支气管镜硅酮支架置入已成为恶性气道阻塞、气道狭窄塑形及气管、支气管瘘需要暂时性支架置入治疗的首选方法。

（一）适应证

（1）中央气道（包括气管和段以上的支气管）器质性狭窄的管腔重建。

（2）气管、支气管软化症软骨薄弱处的支撑。

（3）气管、支气管瘘口或裂口的封堵。

（二）禁忌证

（1）无法耐受全身麻醉的患者、心血管状态不稳定、危及生命的心律失常、伴有顽固性低氧血症的呼吸功能不全。

（2）不稳定颈椎或颈椎活动范围受限的患者，无法完成硬质支气管镜置入所需要的颈部过伸体位；对于颌面部创伤、头颈部状况不允许做张口动作的也不适合硬质支气管镜检查。

（3）喉狭窄或喉部恶性肿瘤阻塞的患者是实施硬质支气管镜检查的相对禁忌证。

（4）未经严格训练的硬质支气管镜医师、麻醉医师和相关团队。

（三）术前准备

1. 物品准备

（1）可曲支气管镜：除常规支气管镜物品外，根据患者病情的需要准备球囊扩张、高频电刀或高频圈套等联合治疗方法的物品。

（2）硬质支气管镜：连接好镜体、杆状透镜、光源、图像采集系统、高压喷射通气机。铺设硬质支气管镜专用治疗台，台上配备乙醇、硅油、碘酊、温热生理盐水、常温生理盐水，硬质支气管镜专用的活检钳、异物钳、硅酮支架、硅酮支架置入装置、用于硅酮支架裁剪的小手术切开包及硅酮支架打磨设备。常规准备2~3块大纱垫，10~15块7.5 cm×7.5 cm盐纱块。

2. 患者准备

经硬质支气管镜硅酮支架置入术必须在全身麻醉下才能进行,故需严格执行常规术前准备和麻醉评估,认真完成患者状况评分,仔细检查口腔、牙齿、下颌及颈椎活动度。

(四)并发症及预防

1. 口腔损伤

硬质支气管镜检查时,将上唇挤压在镜管与牙齿之间,易造成上唇损伤,手术应将上唇推开避免损伤。此外,硬质支气管镜检查时如以切牙作为支点,可引起切牙松动或脱落。因此,手术时应避免以切牙作为支点。

2. 声带损伤及杓状软骨脱位

多因操作者对解剖不熟悉或操作不细致引起,故手术者必须熟悉解剖,手术时必须按操作规程进行,在未看清声带及杓状软骨时不应盲目将镜管向前推进。

3. 喉水肿

手术时操作粗暴易损伤喉组织,手术操作时间过长或支气管镜太粗等,均可刺激喉部发生喉水肿。预防的方法是避免以上原因,手术尽量使用全身麻醉。术中及术后,重复肌内注射或静脉注射地塞米松 5 mg,对预防喉水肿有一定作用。

4. 喉痉挛

无麻醉或麻醉太浅,在挑起会厌暴露声门时,可刺激声门引起喉痉挛,故麻醉一定要充分。

5. 窒息

多发生于硅酮支架释放后位置调整前,支架蜷缩在一起导致气管堵塞,以致引起窒息。遇此情况时可用高压喷射通气机维持通气,并要求操作者定位要准确,支架释放后及时、快速调整支架位置。

6. 咯血

使用支气管镜或异物钳用力不当或方向不正确,均可损伤黏膜,引起咯血,故要求动作要轻柔。

7. 支气管破裂或支气管嵴损伤

很少见,但支气管镜插入时,镜轴与支气管不在一条直线上。

8. 支架两端坏死组织阻塞并肉芽组织增生

硬质支气管镜硅酮支架置入术后及时复诊,清理坏死组织,及时给予止咳化痰药物,雾化吸入 3~4 次/天,促进分泌物排出,减少咳嗽刺激。

9. 支架移位

这是硅酮支架置入的最常见并发症。当肿瘤组织在接受放、化疗以后,肿瘤体积缩小,支架与组织之间的压力下降,支架就有可能发生移位。除此之外,支架选择不当也会导致移位。对于气道软化症患者,应尽可能不用硅酮支架。

10. 支架嵌入和穿透气道壁

支架置入最危险的并发症是支架嵌入和穿透气道壁。这种情况下常常会导致气管、支气管瘘;侵及气道周围的大血管时,可引起致命性的大咯血。当发生这种情况时,往往需要外科开胸手术的介入。

十一、经支气管镜热成形术

支气管热成形术是哮喘的一种非药物治疗方法,通过支气管镜采用高科技的消融设备,对气道平滑肌进行选择性消融,消除或减少平滑肌介导的支气管收缩反应,减少哮喘急性发作次数,改善肺功能,减少激素用药量,提高生活质量和运动耐量。

(一)适应证

针对18岁及以上采用糖皮质激素和长效的β受体激动药治疗没有得到良好控制并且能够耐受支气管镜检查的重度持续性哮喘患者。

(二)禁忌证

(1)体内置有起搏器、内部除颤器、或其他置入式电子器械的患者。

(2)已知对支气管镜检查所用药物过敏(如利多卡因等)。

(3)拟治疗区曾经接受过支气管热成形术治疗。

(4)活动期的呼吸道感染。

(5)入组前14 d内出现过哮喘发作或调整系统性激素的剂量(增长或减少)。

(6)已知有凝血功能障碍。

(7)和其他支气管镜操作一样,在BT手术前,患者需在医师的指导下停用抗凝血药、抗血小板药。

(三)术前准备

1. 物品准备

诊断性支气管镜(工作孔道2 mm、外径小于5 mm),支气管热成形系统(支气管热成形射频控制器、支气管热成形导管)。其他用物同常规支气管镜检查准备。

2. 患者准备

(1)患者术前当天要进行肺活量的测定,用于考核患者术前与术后的稳定性,一般术前值要大于基线值的85%,术后值要大于术前值的80%。

(2)为了减少术后炎症,要保证患者术前3 d、手术当天及术后隔天连续5d

预防性服用泼尼松或相同药物剂量的激素,50 mg/d。

(3)为了保证患者术中的舒适度及手术安全,我们选用的是非置管静脉麻醉,在国外50%患者是选用局部麻醉加镇静药,50%患者选用全身麻醉。

(4)其他同常规支气管镜检查的术前准备。

(四)并发症及预防

支气管热成形术后,患者的哮喘症状可能会在短时间内加频与加重。出现气短、喘息、咳嗽或排痰性咳嗽;上或下呼吸道感染,鼻窦炎,咽喉疼痛或不适;胸痛或不适;头痛或背痛。这些症状一般发生于手术当天,在规范的护理下,平均在1周内结束。所以在术后24 h的恢复/观察期,需密切观察(呼吸、心率、血压、体温、脉搏及血氧饱和度),提醒患者在术后隔天服用预防性泼尼松或相同药物,提示患者他们术后可能经历诸多不良事件,包括咯血、发热、咳嗽和哮喘症状加重。患者应被建议,若他们经历这些事件或哮喘症状不能被药物控制,则尽快联系医师。若使用扩张剂后 FEV_1(第一秒用力呼气量)小于术前值的80%而患者也自感无碍,则可出院。出院前适当地计划与安排后续的支气管热成形手术。

十二、经支气管镜肺减容术

经支气管镜肺减容术(BLVR)是在支气管镜直视下,在靶肺叶段支气管开口处置入单向活瓣,吸气时活瓣关闭,呼气时活瓣打开,随着每一次呼吸,潴留在靶肺叶内的残气逐渐排出,过度膨大的肺组织逐渐萎陷,出现肺不张,实现肺减容,使原来被压迫的相对正常的肺组织得以膨胀,膈肌上移,呼吸运动幅度增加,从而达到治疗肺气肿的目的。

(一)适应证

(1)签署书面知情同意书。

(2)年龄35~80岁,性别不限。

(3)常规药物治疗仍存在呼吸困难患者。

(4)影像学示不均质肺气肿。

(5)戒烟3个月。

(6)肺功能提示 FEV_1<45%,RV>200%。

(二)禁忌证

(1)年龄>80岁。

(2)影像学不支持者。

(3)肺功能示:$PaCO_2$>55 mmHg。

(4)目前存在肺感染患者。

(5)合并其他疾病。

(6)患有室性心律失常。

(7)肺动脉高压。

(8)6 min步行距离≤140 m。

(三)术前准备

1. 物品准备

治疗型支气管镜、Chartis评估系统、专用气囊导管、活瓣(EBV有两种型号:EBV-TS-4.0和EBV-TS-5.5)、装载套装及异物钳等。

2. 患者准备

同常规支气管镜检查的术前准备。

(四)并发症及预防

经支气管镜肺减容术是一个相对安全的微创技术,引发严重并发症的危险性极少,其常见并发症主要有:阻塞性肺炎、咯血、气胸、肉芽肿、活瓣移位、放置位置不当等导致活瓣取出。此外,还偶然会出现支气管镜检查的并发症:麻醉过敏,局部出血;喉头水肿;喉、气管、支气管痉挛,呼吸困难、咳嗽及感染;气胸、纵隔气肿及纵隔炎;心脑血管意外等。因此,在做此项检查和治疗时医护人员应按医疗操作规则认真准备,仔细观察和操作,最大限度地避免并发症的发生。一旦出现以上症状,应及时给予对症处理。

第四节　呼吸介入治疗的健康教育

支气管镜检查广泛应用于临床呼吸道疾病的诊断及治疗,作为一种侵入性的检查手段,医护人员在对患者检查及治疗过程中实施有针对性的医学知识教育,可以促进患者健康,消除患者紧张情绪,缩短诊疗时间,可以提高支气管镜检查的成功率及减少并发症的发生,并可以增加患者对医院的信任度和满意度。

一、术前护理

(1)评估患者一般情况,全面了解患者的病情,如血常规,出、凝血时间,心肺功能,病变性质、部位、程度及范围。

(2)心理疏导,患者对支气管镜检查或治疗缺乏足够的了解,存在紧张、恐惧心理,主动与患者沟通,耐心解答患者的提问,告知检查操作过程、配合方法等,缓解或消除患者的不良情绪,安心接受检查或治疗。

二、术后护理

(1)部分患者(特别是肺功能损害和使用镇静药后的患者)在支气管镜检查后,仍需要持续吸氧一段时间。

(2)一般应在 2 h 后才可进食、饮水,以免因咽喉仍处于麻醉状态而导致误吸。

(3)对于行 TBLB 的患者,应在活检后 1 h 行胸部影像学检查,以排除气胸。

(4)应通过口头及书面形式告知已行 TBLB 的患者,在离开医院后仍有发生气胸的可能。

(5)对使用镇静药的患者,应口头及书面建议其在 24 h 内不要驾车、签署法律文件及操作机械设备。

(6)对使用镇静药的门诊患者,最好有人陪伴回家。对于老年人或行 TBLB 的高危患者,当天应有人在家中陪夜。

(7)部分患者在支气管镜检查后,肺巨噬细胞释放的某些炎性介质可致患者出现一过性发热,通常不需要进行特别处理,但需与术后感染进行鉴别。

(8)对于行支架置入术后的患者,应指导患者加强雾化吸入,以便痰液排出。督促患者定期门诊复查,不适随诊。

三、出院宣教

(1)劳逸结合,避免劳累和不良情绪的刺激,保证充足的睡眠和休息。

(2)注意营养摄入均衡,避免油炸、辛辣食物,多吃新鲜的蔬菜、水果,荤素合理搭配。

(3)督促患者定期门诊随访,对于气管狭窄或支架术后等患者出现胸闷、气促症状加重者应及时就诊。

第三章　慢性阻塞性肺疾病

慢性阻塞性肺疾病(chronic obstructive pulmonary disease,COPD)简称慢阻肺,是全世界范围内发病率和死亡率最高的疾病之一,是一种常见的以持续性气流受限为特征的可以预防和治疗的疾病。这种气流受限呈进行性进展,不完全可逆,多与气道和肺对有害颗粒物或有害气体的异常炎症反应增强有关。此病与慢性支气管炎和肺气肿密切相关。当慢性支气管炎、肺气肿患者肺功能检查出现持续气流受限时,则能诊断为慢阻肺,如无气流受限,则不能诊断。

一、病因与发病机制

(一)病因

COPD 有关发病因素包括个体易感因素及环境因素两个方面,这两者相互影响。

1. 个体因素

(1)遗传因素:常见遗传危险因素是 α_1 抗胰蛋白酶的缺乏,先天性 α_1 抗胰蛋白酶缺乏多见于北欧血统的个体,我国尚未见正式报道。

(2)气道高反应性:哮喘、特异性以及非特异性气道高反应性可能在 COPD 中起作用。

2. 环境因素

(1)吸烟:是引起 COPD 的主要危险因素,吸烟时间越长,烟量越大,患 COPD 的风险越大。烟草中含有焦油、尼古丁等,能损害支气管上皮纤毛,使纤毛运动发生障碍，降低局部抵抗力，削弱肺泡吞噬细胞的吞噬、灭菌作用，易致感染，又能引起支气管痉挛，增加呼吸道阻力。

(2)职业粉尘、烟雾和有害气体接触：接触硅和镉可引起COPD。接触其他粉尘的工人如煤矿、棉纺、谷物、某些金属冶炼等作业工人，也可认为是COPD的高危人群。

(3)感染：呼吸道感染是COPD发病和加剧的一个重要因素。目前认为肺炎链球菌和流感嗜血杆菌是COPD急性发作的最主要病原菌。病毒也对COPD的发生和发展起重要作用，常见病毒为鼻病毒、流感病毒、腺病毒及呼吸道合胞病毒。

(4)气候：冷空气刺激、气候突然变化，使呼吸道黏膜防御能力减弱，易发生继发感染。

(二)发病机制

尚未完全阐明，主要有炎症机制、蛋白酶-抗蛋白酶失衡机制、氧化应激机制，以及在自主神经功能失调等共同作用下产生两种重要病变：①小气道病变，包括小气道炎症，小气道纤维组织形成，小气道管腔黏液栓等，使肺泡对小气道的正常牵扯拉力减弱，小气道较易塌陷；②肺气肿使肺泡弹性回缩力明显降低，这种小气道病变与肺气肿病变共同作用，造成慢阻肺特征性的持续气流受限。

二、临床表现与诊断

(一)临床表现

1.症状

轻度COPD患者很少有或没有症状，晨起咳嗽、反复呼吸系统感染、体力劳动时呼吸困难等应引起重视。

(1)慢性咳嗽:常为首发症状,初起咳嗽呈间歇性,早晨较重,以后早、晚或整日均有咳嗽。

(2)咳痰:一般为白色黏液或浆液性泡沫性痰,清晨排痰较多,急性发作期痰量增多,合并感染时咳脓性痰。

(3)气短或呼吸困难:是 COPD 的标志性症状。早期仅于剧烈活动时出现,后逐渐加重,以致日常活动甚至休息时也感气短。

(4)喘息和胸闷:部分患者特别是重度患者有喘息;胸部紧闷感通常于劳力后发生,与呼吸费力,肋间肌等容性收缩有关。

(5)其他症状:晚期患者常有体重下降,食欲缺乏,精神抑郁和(或)焦虑等。合并感染时可咳血痰或咯血。

2. 体征

早期可无任何异常体征。随疾病进展,视诊可多见桶状胸,肋间增宽,呼吸幅度变浅,频率增快,触诊双侧语颤减弱。叩诊呈过清音,心浊音界缩小或不易叩出,肺下界和肝浊音下降;听诊心音遥远,呼吸音普遍减弱,呼气延长,并发感染时,肺部可有湿啰音。

3. 辅助检查

(1)肺功能检查:是确诊 COPD 的必备条件,也是判断持续气流受限的主要客观指标,使用支气管扩张药后,第一秒用力呼气量(FEV_1)/用力肺活量(FVC)<70%可确定为患者存在持续气流受限,即 COPD。肺功能检查对 COPD 的诊断及估计其严重程度、疾病进展和预后有重要意义。

(2)X 线检查:早期可无异常,反复发作者可见两肺纹理增粗、紊乱等非特异性改变,以及肺气肿改变,如胸廓扩张,肋间隙增宽,肋骨平行,活动减弱,两肺野透亮度增加,横膈位置低平,心脏悬垂狭长。

(3)血液气体分析:如出现明显缺氧及二氧化碳潴留时,则动脉血氧分压降低,二氧化碳分压升高,并可出现失代偿性呼吸性酸中毒,pH 降低。

(4)胸部 CT 检查:CT 检查一般不作为常规检查,CT 检查可见慢阻肺小气道病变的表现、肺气肿的表现及并发症的表现,主要临床意义在于当诊断有疑问时,高分辨率 CT(HRCT)有助鉴别诊断。

(二)诊断

1. 诊断

主要根据临床症状、体征及肺功能检查结合有无吸烟等高危因素史,并排除其他相关疾病,综合分析确定。肺功能检查见持续气流受限是慢阻肺诊断的必备条件。

2. 稳定期病情严重程度评估

COPD 评估的目标是明确疾病的严重程度,疾病对患者健康状况的影响,以及某些事件的发生风险(急性加重、住院治疗和死亡),同时指导治疗。

(1)症状评估:见表 3-1。

表 3-1 症状评估

改良呼吸困难指数(mMRC 分级)	呼吸困难症状
0 级	剧烈活动时出现呼吸困难
1 级	平地快步行走或爬缓坡时出现呼吸困难
2 级	由于呼吸困难,平地行走时比同龄人慢或需要停下来休息
3 级	平地行走 100 m 左右或数分钟后即需要停下来喘气
4 级	因严重呼吸困难而不能离开家,或在穿衣脱衣时即出现呼吸困难

(2)肺功能评估:可使用 GOLD 分级,慢阻肺患者吸入支气管扩张药后 $FEV_1/FVC<70\%$;再依据其 FEV_1 下降程度进行气流受限的严重程度分级,见

表 3-2。

表 3-2　慢阻肺患者气流受限严重程度的肺功能分级

肺功能分级	患者肺功能 FEV_1 占预计值的百分比(FEV_1%pred)
GOLD1 级:轻度	FEV_1%pred≥80%
GOLD2 级:中度	50%≤FEV_1%pred<80%
GOLD3 级:重度	30%≤FEV_1%pred<50%
GOLD4 级:极重度	FEV_1%pred<30%

(3)急性加重风险评估:上一年发生 2 次或以上急性加重或 FEV_1%pred(第一秒用力呼气量占预计值百分比)<50%,均提示今后急性加重的风险增加。

三、治疗原则

(一)急性加重期治疗

1. 控制感染

住院初期给予广谱抗菌药,随后根据呼吸道分泌物培养及药敏试验结果合理调整用药,尽早选用有效抗生素控制感染。常用的有青霉素类、头孢菌素类、大环内酯类、喹诺酮类等抗菌药物,根据病情的轻重予以口服或静脉滴注。

2. 祛痰镇咳

在抗感染治疗的同时,应用祛痰、镇咳的药物,以改善患者的症状。常用药物有盐酸氨溴索、乙酰半胱氨酸等。

3. 解痉平喘

可选用支气管舒张药,主要有 $β_2$ 受体激动药、抗胆碱药及甲基黄嘌呤类,根据药物的作用及患者治疗的反应选用,如果应用支气管舒张药后呼吸道仍持续阻塞,可使用糖皮质激素。长期规律地吸入糖皮质激素较适用 FEV_1<50%预计值(Ⅲ级和Ⅳ级)并且有临床症状以及反复加重的 COPD 患者,联合吸入糖皮质激素和 β_2 受体激动药,比各自单用效果好,目前已有布地奈德/福莫特罗、氟地卡松/沙美特罗两种联合制剂。对 COPD 患者不推荐长期口服糖皮质激素治疗,全身静脉应用糖皮质激素治疗疗程一般控制在 5 d 内。

4. 纠正缺氧和二氧化碳中毒

在急剧发生的严重缺氧时,给氧具有第一重要性,可通过鼻导管、面罩或机械通气给氧。给氧应从低流量开始(鼻导管氧流量为 1~2 L/min)。对严重低氧血症而 CO_2 潴留不严重者,可逐步增大氧浓度。血氧浓度的目标值为 88%~92%。

5. 控制心力衰竭

对于 COPD 合并慢性肺源性心脏病并伴有明显心力衰竭者,在积极治疗呼吸衰竭的同时可给予适当的抗心力衰竭治疗。

6. 其他治疗

注意水、电解质平衡和补充营养,督促患者戒烟,使用抗凝药预防深静脉血栓及肺栓塞的发生。

(二)稳定期治疗

(1)稳定期以预防为主,增强体质,提高机体免疫功能,避免各种诱发因素。

(2)对症治疗:某些症状明显或加重时及时处理也是预防 COPD 急性发作的重要措施。呼吸困难时主要应用 β_2 受体激动药和(或)胆碱能阻断药、茶碱制剂等。当轻度 COPD 呼吸困难症状不固定时,可在症状发生时按需使用受体激动药定量气雾吸入。症状较重、呼吸困难持续存在者主要应用异丙托品定量吸入治疗,必要时加用 β_2 受体激动药以迅速缓解症状。对咳嗽、咳痰且痰液不易咳出者,可同时给予祛痰药。

(3)长期家庭氧疗:COPD稳定期进行长期家庭氧疗对具有慢性呼吸衰竭的患者可提高生存率。对血流动力学、血液学特征、运动能力、肺生理和精神状态都会产生有益的影响。

(4)中医治疗:辨证施治是中医治疗的原则,对COPD的治疗亦应据此原则进行。实践中体验到某些中药具有祛痰、支气管舒张、免疫调节等作用,值得深入研究。

(5)康复治疗:可以使进行性气流受限、严重呼吸困难而很少活动的患者改善活动能力、提高生活质量,是COPD患者一项重要的治疗措施。

(6)外科治疗:肺大疱切除术、肺减容术、肺移植术等。

四、常见护理问题及相关措施

(一)气体交换受损

1.相关因素

与呼吸道阻塞、呼吸面积减少引起的通气和换气功能障碍有关。

2.护理措施

(1)环境和体位:保持环境清洁、舒适适宜的湿温度。为有利于呼吸可给予患者端坐位或半坐位。

(2)教会患者缩唇呼吸和腹式呼吸:①缩唇呼吸,吸气时,闭住口唇,用鼻吸气;呼气时,口呈吹口哨或吹笛;吸呼比为1∶2或1∶3(图3-3)。②腹式呼吸法,患者采取仰卧位,一手放在胸部,一手放在腹部,经口缓慢地吸气,升高腹部顶住手,缩唇缓慢地呼气,同时收缩腹部肌肉并收腹(图3-4)。

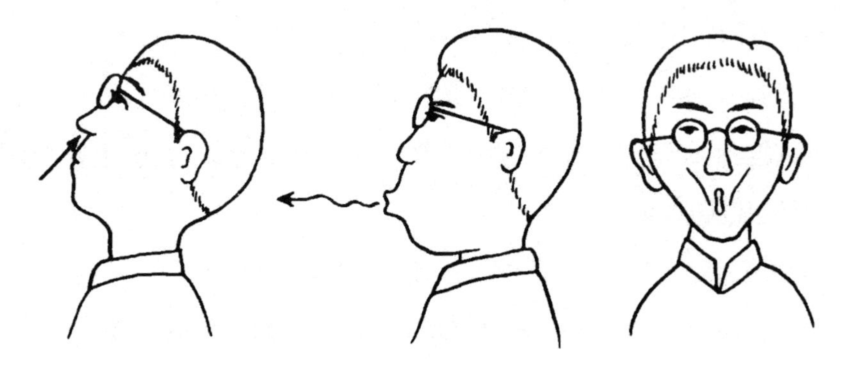

图 3-3　缩唇呼吸

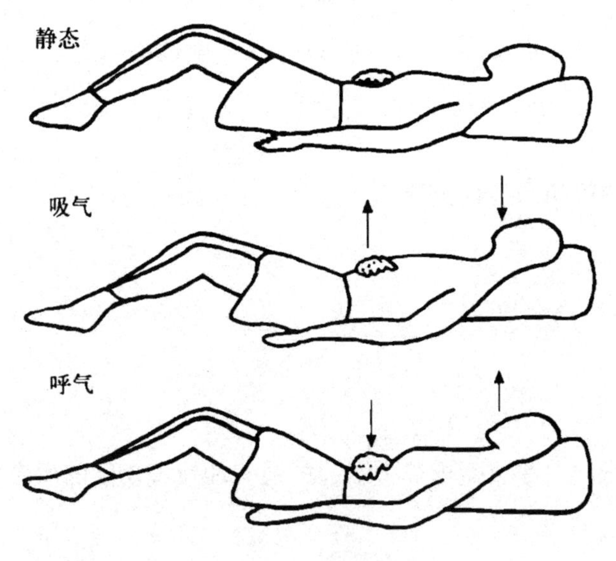

图 3-4　腹式呼吸

(3)遵医嘱给予支气管扩张药,缓解呼吸困难。

(4)低氧血症伴 CO_2 潴留者给予低流量吸氧,1～2 L/min,浓度为 25%～29%,以提高氧分压,同时避免吸入氧浓度过高引起 CO_2 潴留。每天更换氧气湿化水。

(5)吸入疗法:包括湿化疗法和雾化疗法,以湿化呼吸道,稀释痰液,从而达到祛痰止咳、抗炎、解痉平喘的作用。

（二）清理呼吸道无效

1. 相关因素

与痰液过多、痰液黏稠、咳嗽无力、支气管痉挛有关。

2. 护理措施

（1）增加室内湿度，要注意保持室内湿度不低于60%。

（2）鼓励患者有效地咳痰，教会患者咳嗽的技巧，即身体向前倾斜，采用缩唇式呼吸方法做几次呼吸，最后1次深吸气后，屏气3~5 s，从胸腔进行2~3次短促有力的咳嗽，张口咳出痰液，咳嗽时收缩腹肌，或指导患者用手按压上腹部帮助咳嗽。必要时用吸引器吸痰。

（3）胸部叩击：

①胸部叩击方法：患者取侧卧位，叩击者两手手指指腹并拢，使掌侧呈杯状，以手腕力量，从肺底自下而上、由外向内、迅速而有节奏地叩击胸壁、振动呼吸道，每一肺叶叩击1~3 min，叩击时发出一种空而深的拍击音则表明手法正确。胸壁振荡时，操作者双手掌重叠，并将双手掌置于欲引流的胸廓部位，吸气时手掌随胸廓扩张慢慢抬起，不施加任何压力，从吸气最高点开始，在整个呼气期手掌紧贴胸壁，施加一定压力并做轻柔的上下抖动，即快速收缩和松弛手臂和肩膀（肘部伸直），以振荡患者胸壁5~7次，每一部位重复6~7个呼吸周期。或指导患者双侧前臂屈曲，两手掌置于锁骨下，咳嗽时以上臂、前臂同时叩击前胸及侧胸壁，振动气管分泌物，以利排出。

注意事项：每次叩击和（或）振荡时间以5~15 min为宜，应安排在餐后2 h至餐前30 min完成（图3-5）。

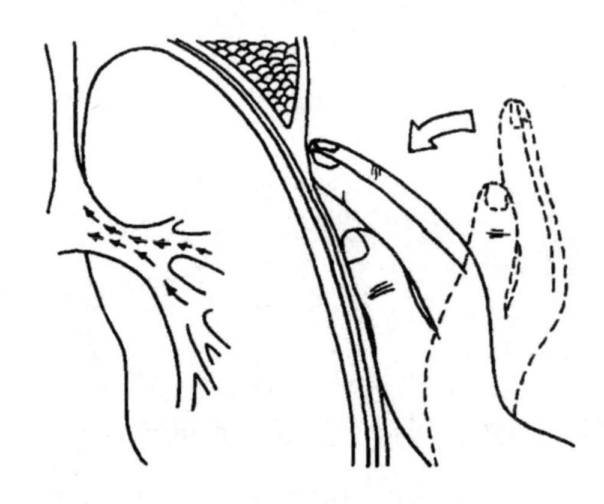

图 3-5　胸部叩击协助排痰法

②使用排痰机进行胸壁振荡:它有明显的 3 个特点,深穿透性;可以简单地控制效果;可以单纯振动、单纯叩击,也可以振动和叩击相混合,适当地选择和使用叩击头,它可以作用于敏感的患者。

(4)机械吸痰:适用于无力咳出黏稠痰液,意识不清或排痰困难者。可经患者口、鼻腔、气管插管或气管切开处进行负压吸痰。每次吸引时间不超过 15 s,间隔时间应大于 3 min。并在吸痰前、后适当调高吸入氧的浓度,避免吸痰引起低氧血症。

(5)遵医嘱给予支气管扩张药,指导患者掌握正确使用方法。

(6)预测患者是否需要气管插管或使用呼吸机,需要时准备用物。

(7)准确记录出入液量:对心、肝、肾功能正常者,鼓励多饮水,保证每天饮水量在 1500 mL 以上。

(三)营养失调:低于机体需要量

1. 相关因素

对机体能量消耗增加、胃肠道消化吸收功能障碍、机体分解代谢的增加、摄入减少有效。

2. 临床表现

患者体重下降,体力不支,身体虚弱,难以应付日常生活。

3. 护理措施

(1)和营养师一起商讨患者的热量需要量,以及实际摄入量是否充足。计划患者的食谱,要考虑到患者的饮食习惯和选择患者喜欢的食物。

(2)供给能满足患者高代谢所需的高蛋白、高维生素、高热量、清淡易消化饮食。

(3)协助患者进食:对不能经口喂食者,可留置鼻饲管。鼻饲液要现用现配,防止污染,不可快速、大量地注入喂养液,否则会引起腹胀、吸入性肺炎等并发症。在胃肠道未适应前不可注入大量的高渗营养液,否则会导致腹泻。鼻饲前应检查鼻饲管是否在胃内,鼻饲前后用温开水冲洗鼻饲管。

(4)口腔护理:2 次/天,促进患者食欲。

(5)电解质紊乱的观察护理:COPD 患者由于营养不良、食欲缺乏和使用某些药物(如利尿药)的原因所造成的低钾血症、低钠血症在临床上较常见。当血钾浓度<3.5 mmol/L 时,患者会出现腹胀、恶心、呕吐、心悸或神经系统反应(倦怠、烦躁不安,甚至谵妄和昏迷)。当血钠浓度<135mmol/L 时,患者会出现头痛、乏力、恶心、感觉迟钝、抽搐等明显神经系统反应。护士应密切观察患者的神经系统反应、生命体征,仔细分析患者主诉症状的原因,并做好详细记录,包括输入量、饮水量、尿量。

(6)根据需要给予患者肠外营养:①静脉置管应行中心静脉或 PICC 置管,不宜选外周浅表静脉。输液前应用少量生理盐水冲洗输液器及针头;输液完毕再用少量生理盐水冲洗后用肝素封管。②输液速度的调整及护理,静脉营养液临用前最好在接近体温后使用,开始速度以 10 滴/分为宜,20 min 后 20~30 滴/分。速度不宜过快,250 mL 液体输入时间不少于 3 h,以防止输液过快引起患者短时间发生高渗性利尿、酸中毒、肺水肿等并发症。

(四)有感染的危险

1. 相关因素

与肺的防御系统损害、使用呼吸机有关。

2. 临床表现

畏寒、发热、全身乏力等。

3. 护理措施

(1)保证湿化给氧,定期更换湿化瓶,每天更换湿化瓶中的注射用水。

(2)协助患者翻身、拍背,鼓励患者有效地咳嗽,及时咳出痰液,避免痰液潴留。如果患者不能咳出痰液,可经鼻或经口咽吸痰,严格按照无菌操作,防止交叉感染。

(3)根据病原菌药物敏感试验选用抗生素。轻中度呼吸道感染,治疗则以口服抗生素为主。

(4)用药后观察患者体温、咳嗽、咳痰有无减轻或消失,痰的颜色是否转白,肺部啰音是否消失。

(5)保持环境清洁,限制人员探视。

五、健康教育

(一)心理指导

COPD 患者因久病不愈反复发作,患者常出现焦虑、悲观、沮丧等不良情绪,表现为烦躁、易怒,依赖心理增强,而 COPD 患者精神和休息同等重要,不良情绪可导致交感神经兴奋、儿茶酚胺分泌增加,使心率增快、心肌耗氧量增加,从而诱发和加重呼吸困难和心力衰竭。因此,向患者讲解心理因素给病情带来的危害及自我调节、控制情绪的重要性。指导患者根据不同情况采取不同的方法进行心理治疗，如鼓励患者将内心的不安向亲人诉说；听音乐、看书等转移法；鼓励家属、亲朋好友和同事给患者更多关爱，生活上多照顾、经济上多支持，帮助患者树立战胜疾病的信心。

(二)饮食指导

饮食应规律、适量，多进高蛋白、高热量、高维生素、清淡易消化的饮食，少食胀气食物，避免辛辣、酒等刺激性食物。重视缓解期的摄入，改善全身营养状况，提高呼吸肌力量。保持大便通畅，定时排便，多食高纤维素食物（如芹菜、韭菜、笋、香蕉等）。对高碳酸血症者，适当控制糖类摄入量，避免加重 CO_2 潴留。

(三)药物指导

按医嘱服药，注意药物不良反应。支气管扩张药可引起头晕、头痛、心悸、手指震颤等，减量或停药症状消失。注意长时间大剂量抗生素运用可引起二重感染，如口腔白斑、溃烂。口服激素、抗结核药物等，避免骤停、骤减。口服降压药，定时测血压，遵医嘱调整药量。服利尿药，多食鲜橘子等水果，记录尿量，定期复查有关化验指导，调整药量。对肝、肾功能有损害的药物，要定时复查肝、肾功能。

(四)长期家庭氧疗的指导

长期家庭氧疗应在Ⅳ级即极重度 COPD 患者应用。具体指导：① $PaO_2 \leq 55$ mmHg 或动脉血氧饱和度（SaO_2）≤88%，有或无高碳酸血症；② PaO_2 55～60 mmHg，或 SaO_2<89%，并有肺动脉高压、心力衰竭水肿或红细胞增多症（血细胞比容>0.55）。一般是经鼻导管吸入氧气，流量为 1.0～2.0L/min，吸氧持续时间>15 h/d。长期氧疗目的是使患者在海平面水平，静息状态下，达到 $PaO_2 \geq$ 60 mmHg 和（或）使 SaO_2 升至 90%，这样才可维持重要器官的功能，保证周围组织的氧供。

(五)康复治疗的指导

康复治疗包括呼吸生理治疗,肌肉训练,营养支持、精神治疗与教育等多方面措施。在呼吸生理治疗方面包括帮助患者咳嗽、用力呼气以促进分泌物清除;使患者放松,进行缩唇呼吸以及避免快速浅表的呼吸以帮助克服急性呼吸困难等措施。在肌肉训练方面有全身性运动与呼吸肌锻炼,前者包括步行、登楼梯、踏车、全身肌群锻炼的康复操等,后者有腹式呼吸锻炼等。

(六)活动与休息

居室整洁,空气新鲜,定时开窗通风,勿直接吹风。保持心情开朗,适量活动,避免劳累,保证 6~8 h 睡眠。注意口腔卫生,保持皮肤清洁,及时沐浴更衣。长期卧床者,定时翻身拍背,预防压疮,大小便失禁者及时擦洗干净。在上呼吸道疾病流行时避免进出空气污染的公共场所。减少冷空气刺激,冬季晨起外出注意保暖或使用口罩。加强体育锻炼,提高机体耐寒及抗病能力,根据病情选择适合自己的健身方式;教会患者学会自我监测病情变化,尽早治疗呼吸道感染。呼吸训练指导患者做深而慢的腹式呼吸和缩唇呼气。

(七)出院指导

(1)预防感冒,外出戴口罩,避免受凉。

(2)保持呼吸道畅通,禁止吸烟。

(3)注意休息,合理运动。

(4)注意药物的不良反应。

(5)定时复查,防止并发症的发生。

第四章　支气管哮喘

支气管哮喘简称哮喘,是多种细胞(如嗜酸粒细胞、肥大细胞、淋巴细胞、中性粒细胞和气道上皮细胞等)和细胞组分参与的气道慢性炎症疾病。这种慢性炎症导致气道高反应性和广泛多变的可逆性气流受限,并引起反复发作性喘息、气急、胸闷或咳嗽等症状,常在夜间和(或)清晨发作、加剧,多数患者可自行缓解或经治疗缓解。

一、病因和发病机制

(一)病因与诱因

病因是导致正常人发生哮喘的因素,诱因是引起哮喘患者的哮喘症状急性发作的因素。目前导致哮喘发病的病因不完全清楚,患者个体过敏性体质及环境因素的影响是发病的危险因素。哮喘与多基因遗传有关,同时受遗传和环境的双重影响。已知的哮喘诱因如表 4-1 所示。

表 4-1　哮喘的常见诱因

常见诱因	举　例
吸入性过敏原	尘螨、动物、花粉、真菌、羽毛等
理化刺激因素	烟雾、冷空气、刺激性气体
药物	阿司匹林、普萘洛尔等
呼吸道感染	病毒、细菌、支原体

续　表

常见诱因	举　例
精神因素	紧张、情绪变化等
内分泌因素	月经、妊娠
运动、气候变化	

(二)发病机制

哮喘的发病机制尚未完全清楚。变态反应、气道炎症、气道反应性增高及神经等因素及其相互作用被认为与哮喘的发病关系密切(图4-1)。

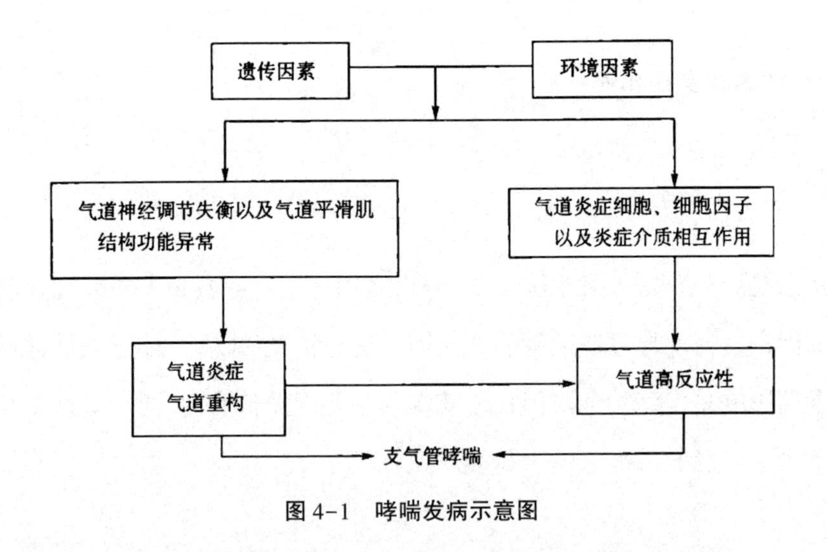

图4-1　哮喘发病示意图

二、临床表现与诊断

(一)临床表现

1. 症状

哮喘发作前可有干咳、打喷嚏、流泪等先兆,典型表现为发作性呼气性呼吸困难、喘息、胸闷。患者被迫采取坐位或呈端坐呼吸。

2. 体征

发作期间,可表现为胸廓饱满、心率增快,辅助呼吸肌参与呼吸运动,说话困难。肺部听诊可闻及广泛的哮鸣音,尤以呼气相为明显,一般哮鸣音随哮喘的严重度而加重,但当气道极度收缩加上黏痰阻塞时,哮鸣音反而减弱,甚至完全消失,是病情危重的表现,应积极予以抢救。发作缓解后可无任何症状及体征,但常反复发作。

3. 辅助检查

(1)痰液检查:部分患者痰涂片显微镜下可见较多嗜酸粒细胞。

(2)胸部 X 线检查:肺部透亮度升高,并发感染时可见肺纹理增多及炎症阴影。

(3)血常规检查:合并感染时白细胞计数和中性粒细胞升高。

(4)肺功能检查:①通气功能检测,哮喘发作时呈阻塞性通气功能障碍表现,用力肺活量(FVC)正常或下降,第一秒用力呼气量(FEV_1)、1 秒率(FEV_1/FVC%)以及最高呼气流量(PEF)均下降;残气量及残气量与肺总量比值增加。其中,以 FEV_1/FVC%<70%或 FEV_1 低于正常预计值的 80%为判断气流受限的最重要指标。缓解期上述通气功能指标可逐渐恢复。病变迁延、反复发作者,其通气功能可逐渐下降。②支气管激发试验(BPT),用以测定气道反应性。常用吸入激发剂为乙酰胆碱和组胺,其他激发剂包括过敏原、单磷酸腺苷、甘露醇、高渗盐水等,也有用物理激发因素如运动、冷空气等作为激发剂。观察指标包括 FEV_1、PEF 等。结果判断与采用的激发剂有关,通常以使 FEV_1 下降 20%所需吸入乙酰胆碱或组胺累积剂量(PC20-FEV_1)或浓度(PC20-FEV_1)来表示,如 FEV_1 下降≥20%,判断结果为阳性,提示存在气道高反应性。BPT 适用于非哮喘发作期、FEV_1 在正常预计值 70%以上患者的检查。③支气管舒张试验(BDT):用以测定气道的可逆性改变。常用的吸入支气管舒张药有沙丁胺

醇、特布他林。当吸入支气管舒张药20 min后重复测定肺功能，FEV_1较用药前增加≥12%，且其绝对值增加多200 mL，判断结果为阳性，提示存在可逆性的气道阻塞。④PEF及其变异率测定：哮喘发作时PEF下降。由于哮喘有通气功能昼夜节律变化的特点，监测PEF日间、夜间变异率有助于哮喘的诊断和病情评估。若昼夜PEF变异率多20%，提示存在可逆性的气道变化。

(5)动脉血气分析：严重发作时可有PaO_2降低，由于过度通气可使$PaCO_2$下降，pH上升，表现为呼吸性碱中毒，如气道阻塞时，可出现CO_2潴留，$PaCO_2$上升，表现为呼吸性酸中毒；如缺氧明显可合并代谢性酸中毒。

(6)过敏原测试：①用放射性过敏原吸附法可直接测定特异性血清IgE，哮喘患者的血清IgE常升高2~6倍；②在哮喘缓解期用可疑的过敏原做皮肤划痕或皮内试验，可呈阳性反应结果。

(二)诊断标准

(1)反复发作喘息，呼吸困难，胸闷或咳嗽，多与接触过敏原、病毒感染、运动或某些刺激物有关。

(2)发作时双肺可闻及散在或弥漫性，以呼气期为主的哮鸣音，呼气相延长。

(3)上述症状可经治疗缓解或自行缓解。

(4)对症状不典型者(如无明显喘息或体征)，应最少具备以下一项试验阳性：①若基础FEV_1(或PEF)<80%正常值，吸入β_2受体激动药后FEV_1(或PEF)增加15%以上；②PEF变异率(用呼气峰流速仪测定，清晨及入夜各测1次)≥20%；③支气管激发试验(或运动激发试验)阳性。

(三)支气管哮喘的临床分类与分期

1.临床分类

(1)按发作时间可分为速发型哮喘和迟发型哮喘。速发型哮喘反应在接触过敏原后哮喘立即发作,迟发型哮喘反应在接触过敏原数小时后哮喘才发作,或再次发作加重。

(2)按致病因素可分为外源型哮喘、内源型哮喘和混合型哮喘。外源型哮喘多见于有遗传过敏体质的青少年,患者常有过敏病史和明显的过敏原接触史,一般有明确的致病因素。而对一些无明确致病因素者,则称为内源型哮喘。但近来认为任何哮喘都是外因和内因共同作用的结果。哮喘在长期反复发作过程中,外源性哮喘和内源性哮喘可相互影响而混合存在,使症状复杂或不典型,称为混合型哮喘。

(3)其他类型:咳嗽型哮喘、运动型哮喘、药物型哮喘等。咳嗽型哮喘大多有个人或家族过敏史,春秋季节多发。常以咳嗽为主要症状,多表现为刺激性干咳,听诊无哮鸣音,对止咳药和抗生素治疗无效,而对平喘药有效,可发现气道反应性升高,支气管舒张试验阳性。运动性哮喘一般在运动6~10 min和停止运动10~15 min出现胸闷、气急、喘息和哮鸣音,30 min内逐渐缓解,少数持续2~4 h。药物性哮喘为无哮喘病史者应用某药物后引起哮喘或哮喘患者应用某药物诱发哮喘或使哮喘加重。常为使用非甾体抗炎药如阿司匹林、吲哚美辛、安乃近和布洛芬等诱发哮喘发作。

2.临床分期

根据临床表现哮喘可分为急性发作期、慢性持续期和缓解期。

哮喘急性发作是指喘息、气急、咳嗽、胸闷等症状突然发生,或原有症状急剧加重,常有呼吸困难,以呼气流量降低为其特征,常因接触过敏原等刺激物或治疗不当等所致。其程度轻重不一。病情加重可在数小时或数天内出现,偶尔可在数分钟内危及生命，故应对病情做出正确评估，以便给予及时有效的紧急治疗（表4-2）。

表4-2　哮喘急性发作时病情严重程度的分级

临床特点	轻度	中度	重度	危重
气短	步行、上楼时	稍事活动	休息时	—
体位	可平卧	喜坐位	端坐呼吸	—
讲话方式	连续成句	单词	单字	不能讲话
精神状态	可有焦虑，尚安静	时有焦虑或烦躁	常有焦虑、烦躁	嗜睡或意识模糊
出汗	无	有	大汗淋漓	—
呼吸频率	轻度增加	增加	常>30次/分	—
辅助呼吸肌活动及三凹征	常无	可有	常有	胸腹矛盾运动
哮鸣音	散在，呼吸末期	响亮，弥漫	响亮，弥漫	减弱，乃至无
脉率（次/分）	<100	100~120	>120	脉率变慢或不规则
奇脉	无，<10 mmHg	可有，10~25 mmHg	常有，>25 mmHg	无，提示呼吸肌疲劳
使用β_2受体激动药后PEF预计或个人最佳值（%）	>80%	60%~80%	<60%或<100L/min或作用时间<2h	—
PaO_2（吸空气，mmHg）	正常	≥60	<60	—
$PaCO_2$（mmHg）	<45	≤45	>45	—
SaO_2（吸空气，%）	>95	91~95	≤90	—

慢性持续期是指在相当长的时间内，每周均有不同频度和（或）不同程度

地出现症状(喘息、气急、胸闷、咳嗽等),其病情严重程度分级见表4-3。

表4-3 哮喘慢性持续期病情严重程度的分级

分级	临床特点
间歇(第一级)	症状<每周1次,短期出现,夜间哮喘症状≤每月2次,FEV_1>80%预计值或PEF≥80%个人最佳值,PEF或FEV_1变异率<20%
轻度持续(第二级)	症状≥每周1次,但<每天1次,可能影响活动和睡眠夜间哮喘症状>每月2次,但<每周1次,FEV_1>80%预计值或PEF>80%个人最佳值,PEF或FEV_1变异率20%~30%
中度持续(第三级)	每天有症状,影响活动和睡眠,夜间哮喘症状≥每周1次,FEV_1占预计值为60%~79%或PEF60%~79%个人最佳值,PEF或FEV_1变异率>30%
严重持续(第四级)	每天有症状,频繁出现,经常出现夜间哮喘症状,体力活动受限,FEV_1<60%或PEF<60%个人最佳值,PEF或FEV_1变异率>30%

缓解期是指经过治疗或未经治疗症状、体征消失,肺功能恢复到急性发作前水平,并攀持4周以上。

危重哮喘一般多指哮喘的急性严重发作,常规地吸入和口服平喘药物,包括静脉滴注氨茶碱等药物,仍不能在24 h内缓解者。

三、治疗原则

治疗原则为消除病因、控制发作及预防复发,同时应加强对患者的教育和管理。对于危重哮喘,应给予氧疗、补液、糖皮质激素、沙丁胺醇(舒喘灵)雾化吸入或注射、异丙托溴铵溶液雾化吸入、氨茶碱静脉滴注或静脉注射,同时应注意电解质平衡、纠正酸中毒和二氧化碳潴留。

（一）脱离过敏原

脱离过敏原是哮喘治疗最有效的方法。如能找出引起哮喘发作的过敏原或其他非特异性刺激因素，应立即使患者脱离过敏原的接触。

（二）药物治疗

1. 缓解哮喘发作

此类药物的主要作用是舒张支气管，故又称为支气管舒张药。

（1）β_2 肾上腺素受体激动药：主要通过舒张支气管平滑肌，改善呼吸道阻塞，是控制哮喘急性发作的首选药物。常用短效 β_2 肾上腺素受体激动药有沙丁胺醇、特布他林和非诺特罗，作用时间为 4～6 h。长效 β_2 肾上腺素受体激动药有丙卡特罗、沙美特罗和福莫特罗，作用时间为 12～24h，β_2 肾上腺素受体激动药的缓释型和控制型制剂疗效维持时间较长，适用于防治反复发作性哮喘和夜间哮喘。

（2）茶碱类：为黄嘌呤类生物碱。可通过抑制磷酸二酯酶，提高平滑肌细胞内 cAMP 浓度，拮抗腺苷受体，刺激肾上腺素分泌，扩张支气管，增强呼吸肌收缩，增强呼吸道纤毛清除功能等。小于呼吸道扩张作用的低血浓度茶碱（5～10 μg/ mL）具有明显抗炎、免疫调节和降低呼吸道高反应性的作用，是目前治疗哮喘的有效药物。

（3）抗胆碱药：为 M 胆碱受体拮抗药。异丙托溴铵雾化吸入约 5 min 起效，维持 4～6 h。吸入后阻断节后迷走神经通路，降低迷走神经兴奋性而使支气管扩张，并有减少痰液分泌的作用。与 β_2 肾上腺素受体激动药联合协同作用，尤其适用于夜间哮喘和痰多者。

2. 控制哮喘发作

此类药物主要治疗哮喘的呼吸道炎症，又称为抗炎药。

(1)糖皮质激素:主要通过多环节阻止呼吸道炎症的发展及降低呼吸道高反应性,是当前防治哮喘最有效的抗炎药物。其可采用吸入、口服和静脉用药。

(2)色甘酸钠及尼多酸钠:是一种非糖皮质激素抗炎药。其主要通过抑制炎症细胞释放多种炎症介质,能预防过敏原引起速发和迟发反应,以及过度通气、运动引起的呼吸道收缩。因口服本药胃肠道不易吸收,宜采取干粉吸入或雾化吸入。妊娠妇女慎用。

(3)白三烯(LT)调节剂:通过调节 LT 的生物活性而发挥抗炎作用。同时,也具有舒张支气管平滑肌的作用。常用半胱氨酰 LT 受体拮抗药,如扎鲁司特、孟鲁司特。

(三)急性发作期的治疗

治疗目的:①尽快缓解呼吸道阻塞;②纠正低氧血症;③恢复肺功能;④预防哮喘进一步加重或再次发作;⑤防止并发症。临床根据哮喘分度进行综合性治疗。

1. 轻度

每天定时吸入糖皮质激素。出现症状时吸入短效 β_2 受体激动药,可间断吸入。如症状无改善可加服 β_2 受体激动药控释片或小剂量茶碱控释片,或加用抗胆碱药(如异丙托溴铵)气雾剂吸入。

2. 中度

糖皮质激素吸入剂量增大,规则吸入 β_2 受体激动药或口服其长效药。症状不缓解者加用抗胆碱药气雾剂吸入,或加服 LT 拮抗药,或口服糖皮质激素 <60 mg/d。必要时可用氨茶碱静脉滴注。

3. 重度至危重度

β_2 受体激动药持续雾化吸入,或合用抗胆碱药;或沙丁胺醇或氨茶碱静脉滴注,加用口服 LT 受体拮抗药。糖皮质激素(琥珀酸氢化可的松或甲泼尼龙)

静脉滴注，病情好转，逐渐减量，改为口服。适当补液，维持水、电解质、酸碱平稳。如氧疗不能纠正缺氧，可行机械通气。目前，预防下呼吸道感染等综合治疗是治疗重、危重症哮喘的有效措施。

（四）哮喘非急性发作期的治疗

哮喘经急性发作期治疗症状好转后，其慢性炎症病理生理改变仍存在，必须制订长期的治疗方案，防止哮喘再次急性发作。注意个体差异，以最小量、最简单的联合应用，不良反应最少和最佳控制症状为原则，根据病情评价，按不同程度选择合适的治疗方案。

1. 间歇至轻度

根据个体差异，采用 β_2 受体激动药吸入或口服以控制症状。或小剂量氨茶碱口服，或定量吸入糖皮质激素。

2. 中度

定量吸入糖皮质激素。按需吸入 β_2 受体激动药，效果不佳时加用吸入型长效受体激动药，口服 β_2 受体激动药控释片、小剂量茶碱控释片，或 LT 受体拮抗药等，亦可加用抗胆碱药。

3. 重度

吸入糖皮质激素。规则吸入受体激动药，或口服受体激动药、茶碱控释片，或 β_2 受体激动药合用抗胆碱药，或加用 LT 受体拮抗药口服，如症状仍存在，应规律口服泼尼松或泼尼松龙，长期服用者，尽可能使用维持剂量在 10 mg/kg。

（五）免疫疗法

1. 特异性免疫疗法（又称为脱敏疗法或减敏疗法）

采用特异性过敏原（如尘螨、花粉等制剂）做定期反复皮下注射，剂量由低至高,以产生免疫耐受性,使患者脱敏。

2. 非特异性免疫疗法

如注射卡介苗、转移因子等生物制品抑制过敏原的过程有一定辅助疗效。目前,采用基因工程制备的人重组抗 IgE 单克隆抗体治疗中重度过敏性哮喘已取得较好疗效。

四、常见护理问题

(一)气体交换受损

1. 相关因素

与支气管痉挛,气道炎症,黏液分泌增加,气道阻塞有关。

2. 临床表现

可出现哮喘急性发作的典型症状和体征:呼吸费力、气短、感觉头晕、心悸、心率增快;伴有哮鸣音的呼气性呼吸困难,呼吸急促、深度变浅或加深,伴端坐呼吸、发绀、鼻翼扇动,有三凹征出现(锁骨上窝、胸骨上窝、肋间隙明显凹陷),患者不能活动,不能将一句话完整地说完。

3. 护理措施

(1)环境:明确过敏原者应尽快脱离过敏原。为患者提供安静、舒适的环境,室内保持温度为 20 ~ 22 ℃,湿度为 50% ~ 70%。每天通风 12 次,每次 15~30 min。

(2)休息与体位:协助患者抬高床头,使患者半坐卧位或端坐位,可借助身体的重力使膈肌下降,胸腔扩大,肺活量增加,从而减轻呼吸困难,有利呼吸。为端坐卧位者提供床旁桌椅以做支撑。

(3)氧疗:遵医嘱给予鼻导管或面罩吸氧(FiO_2 为 30%~40%),改善通气,从而提高吸入气体的氧浓度、动脉血氧含量及饱和度,改善呼吸功能。如有

CO_2 潴留者宜持续低流量给予,吸入氧气应温暖湿润。严重发作,经一般治疗无效时,应做好机械通气的准备。

(4)心理安慰:陪伴患者,使患者平静,以免精神紧张加重呼吸困难。

(5)加强巡视与病情观察:哮喘多在夜间和凌晨发作,应加强夜间巡视(1次/小时),做好预防,加强对急性发作患者的监护,发现哮喘发作的前驱症状,及时给予缓解支气管痉挛药物,制止哮喘发作。

(6)鼓励患者缓慢地深呼吸,患者因过度通气,出汗多、进食少致痰多、黏稠而咳嗽不畅,可因气管阻塞而发生严重缺氧。应积极配合医师,及早做气管插管或气管切开,吸出呼吸道的分泌物。

(7)定时监测动脉血气分析值的变化,维持动脉血氧分压在 60 mmHg 以上。

(二)清理呼吸道无效

1. 相关因素

与气道平滑肌收缩,痰液黏稠,排痰不畅,无效咳嗽,疲乏有关。

2. 临床表现

痰液黏稠、量多,反复咳嗽,伴有痰鸣音。

3. 护理措施

(1)观察患者咳嗽、痰液黏稠度和量。

(2)环境整洁、舒适,减少不良刺激。

(3)采取有效的排痰措施。

(4)用药护理:按医嘱用抗生素、止咳、祛痰药,指导患者正确使用雾化吸入,掌握药物疗效和不良反应,不滥用药物。

(三)活动无耐药

1. 相关因素

与发作时缺氧、疲乏有关。

2. 临床表现

患者痛苦面容,四肢肌肉无力,嘴唇、面颊发绀,查动脉血气示明显低氧血症。

3. 护理措施

(1)评估患者的活动耐力程度,制订活动计划。我们使用6 min步行距离法结合患者DASI体能(METs)评估表测定活动耐力程度(表4-4,表4-5)。

表4-4　患者DASI体能评估表

日常活动	METs加权均数
1. 生活自理,如吃饭、穿衣、洗澡、上厕所	2.75
2. 室内行走,如在自己房间内	1.75
3. 在平地上走一两个街区	2.75
4. 爬一层楼或爬小山坡	5.50
5. 短跑	8.00
6. 能做轻家务,如倒垃圾、洗盘子	2.70
7. 能做中等家务,如用吸尘器、扫地、搬杂物	3.50
8. 能做重体力活,如擦洗地板、抬挪重家具	8.00
9. 能做田园活,如耙树叶、锄草、推电动割草机	4.50
10. 能过性生活	5.25
11. 能参加运动量适中的娱乐活动,如打高尔夫球、滚木球、跳舞、双人网球、扔足球或棒球	6.00
12. 能参加大强度的运动,如游泳、网球单打、踢足球、打篮球、滑冰	7.50

表 4-5　患者活动耐力评估表

活动无耐力	6 min 步行距离	METs
重度	<150 m	<4
中度	150～425 m	>4
轻度	425～550 m	>10

(2)尽量避免情绪激动及紧张的活动。患者活动前后,监测其呼吸和心率情况,活动时如有气促、心率加快,可给予持续吸氧并嘱其休息。依病情逐渐增加活动量。

(3)给予氧气吸入。

(4)协助其日常生活,做好患者的生活护理。教会患者节力技巧。

(5)根据病情和活动耐力限制探视人次和时间。

(四)知识缺乏

1. 相关因素

(1)缺乏支气管哮喘治疗、预防的有关知识。

(2)缺乏正确使用雾化吸入器的有关知识。

2. 护理措施

(1)评估患者对疾病知识的了解程度,帮助患者理解哮喘发病机制、本质,发作先兆、症状等。

(2)告知患者避免诱发哮喘的因素。

(3)讲解常用药物的用法、剂量、疗效、不良反应。

(4)介绍雾化吸入的器具,提供雾化吸入器相关的学习资料。常用的雾化吸入器见表 4-6。

表 4-6　常用的雾化吸入器

分类	雾化吸入器举例
干粉吸入器	布地奈德(普米克都保)、福莫特罗(奥克斯都保等)
氧启动雾化吸入器	布地奈德(普米克令舒)、特布他林雾化液、异丙托溴铵(可必特)等
手压式定量雾化器	沙丁胺醇(万托林)、异丙托溴铵气雾剂等

(5)指导患者雾化吸入器的正确使用方法:临床中一般使用超声雾化吸入器、氧气驱动雾化吸入器和定量雾化吸入器。有报道称氧气驱动雾化较超声雾化效果更好。

①接上电源,连接雾化储液罐与雾化器;②将待吸入的药物放入储液罐;③打开雾化器上的开关,嘱患者深呼气至残气位,张开口腔,张口咬住喷嘴,缓慢深吸气到肺总量时可屏气 4~10 s,注意吸气时用手盖住储液罐上端开口,呼气时打开;④持续雾化时间 10~15 min。

定量雾化吸入器在每次使用前应摇匀药液,患者深呼气至残气位,张开口腔,置雾化气喷嘴于口前 4 cm 处,缓慢吸气(0~ ~5 L/s)几乎达肺总量位,于开始吸气时即以手指揿压喷药,吸气末屏气 5~10 s,然后缓慢呼气至功能残气位。休息 30 min 左右可重复再使用 1 次。

雾化吸入时坐位最佳,借助协和作用使雾滴深入细支气管、肺泡。宜在进食 1 h 后进行喷雾吸入,对因不适应难以坚持的吸入者,可采用间歇吸入法,即吸入数分钟停吸片刻,而后再吸,反复进行,直到吸完所需治疗药液,以免引起疲劳。吸入期间应密切观察患者的神志、呼吸、心率、SaO_2 的变化,观察患者有无憋气、发绀、烦躁、出汗等不良反应,出现上述症状需暂停吸入,休息。如呼吸、心率加快,SaO_2 下降,不能以原病患解释时,即提示气流动力学或雾化药物不适宜,应立即停止吸入。对老年患者尤其是肺功能极差者,护士应守候在其身旁予以指导,防止发生意外。

五、危重哮喘的护理问题

(一)体液不足

1. 相关因素

与呼吸急促或大量出汗使体液丢失、疲乏、焦虑、意识障碍、液体摄入量减少有关。

2. 临床表现

呼吸急促或大量出汗,口渴、脉率增加、皮肤弹性下降、黏膜干燥、疲乏、虚弱。

3. 护理措施

(1)评估患者的失水量(表 4-7)。

表 4-7 不同程度的脱水表现

项目	轻度	中度	重度
失水量占体重比例	5%(50 mL/kg)	5%~10%(50~100 mL/kg)	>10%(100~200 mL/kg)
精神状态	稍差、略烦躁	萎靡或烦躁	呈重病容,嗜睡甚至昏迷
皮肤	稍干燥	苍白干燥、弹性差	发灰干燥、弹性极差
眼窝和前囟	稍凹陷	明显凹陷	深凹陷,眼不能闭合
眼泪	有	少	无
口腔黏膜	略干燥	干燥	极干燥
尿量	稍减少	明显减少	极少或无尿
休克症状	无	无	有

(2)鼓励患者多饮水或提供患者喜欢的饮料,24 h 摄入量>2000 mL,稀释

痰液防止便秘,改善呼吸功能。

(3)做好口腔护理2次/天(饭前、睡前),促进饮水的欲望。

(4)准确记录24 h出入液量,保持尿量每天1000 mL以上,随时调整输液速度,维持液体出入量平衡。

(5)定时称体重,每天1次或每周1次,且在同一时间称。

(6)建立静脉通道,重者应给予静脉输液,纠正水、电解质紊乱,酸碱失衡。根据失水及心功能情况,遵医嘱静脉给予等渗液体,每天用量2500~3000 mL,以纠正失水。

(二)酸碱失衡

1. 相关因素

由于呼气性呼吸困难所引起的低氧血症和高碳酸血症。

2. 临床表现

严重哮喘发作可有不同的低氧血症,缺氧引起反射性肺泡过度通气导致低碳酸血症,产生呼吸性碱中毒,如病情进一步加剧,气道严重阻塞,可有 PO_2 下降,PCO_2 升高,表现为呼吸性酸中毒,如缺氧明显,可合并代谢性酸中毒。

3. 护理措施

(1)氧疗:重症哮喘应遵医嘱给予鼻导管或面罩吸氧,氧流量一般为1~3 L/min。

(2)吸氧前和吸氧中均抽取动脉血气,检测血气分析结果。

(3)遵医嘱给予抗酸药物,如碳酸氢钠静脉滴注。

(4)机械通气护理:①保持气道通畅,必须及时清除气道分泌物,合理吸痰,动作要轻、稳、准、快,避免损伤黏膜,定时翻身拍背,促进痰液引流,保持气道通畅。②气道湿化,吸入相当温度并经过湿化的气体,才有利于气道净化,防止感染。③密切观察呼吸机的参数,各种功能报警设置是否适宜,密切观察表、观察患者呼吸是否与呼吸机同步,当患者出现烦躁且与呼吸机抵抗时,查找原因给予处理。④气囊的管理按常规需要保持气囊压力为 2.45 kPa,每隔 4h 充气或放气 1 次,每次 5~10 min。

(三)恐惧

1. 相关因素

与呼吸困难且反复发作、哮喘持续加重有关。

2. 临床表现

焦虑不安、失眠、畏食等,对治疗失去信心。

3. 护理措施

(1)评估恐惧的程度及相关因素,并去除或减少相关因素。

(2)向患者解释,保持心情平静的重要意义。

(3)当哮喘发作时,陪伴患者,体贴和安慰患者,使患者产生信任和安全感。

(4)加强与患者沟通:了解患者所需所想,及时解决、消除其顾虑和担心。

(5)每项操作前简要解释操作的过程、目的及意义,使患者消除顾虑和担心。

(6)教会患者减轻恐惧的放松技术,如缓慢地深呼吸,全身肌肉放松。

六、健康教育

(一)心理指导

哮喘急性发作时,患者因呼吸困难而紧张,烦躁甚至产生恐惧心理,护士应安慰患者,指导患者缓慢地深呼吸,稳定情绪,配合治疗。护士应帮助长期反复发作患者树立信心、保持平和、轻松的心态预防哮喘发作及控制哮喘。

（二）饮食指导

（1）老年支气管哮喘患者选择食物时，要注意补充蛋白质，增加维生素A和维生素C的摄入量。

（2）适当多吃含铁的食物，如动物内脏、菠菜等。

（3）多吃新鲜蔬菜和水果，不仅可补充各种维生素和无机盐，而且还有清痰祛火之功能。果品类食物，不仅可祛痰止咳，而且能健脾补肾养肺，如百合、丝瓜、竹笋、萝卜、鲜莲子、藕、柑橘、橙子、核桃、梨等可常吃。

（4）木耳、花生、蜂蜜、奶油、黄油、海带等，对祛痰、平喘、止咳、润肺都有一定作用，可以作为辅助防治食品食用。

（5）忌食海腥肥腻及易产气食物，避免腹部胀气向上压迫原已憋气的肺而加重气急症状。鱼虾、肥肉等易助湿生痰，产气食物如韭菜、红薯等对肺气宣降不利，高糖、高脂肪和高盐分的食物及味精等，会增加哮喘病的发病率，故均应少食或不食。

（6）戒烟：香烟中的尼古丁等及吸烟时喷出的烟雾对哮喘患者都会有直接的影响，因为它们会刺激呼吸管道，患者亦要尽量避免吸入二手烟。

（三）作息指导

（1）养成良好的生活习惯，早睡早起，避免疲劳。

（2）加强锻炼，如医疗体操、养生功、太极拳等可以增强人体抗病能力，做到循序渐进，逐步增加，持之以恒。此外，还应坚持适当的耐寒锻炼，可用冷水洗脸、洗手，增强抗寒能力；防寒保暖，注意根据气候变化随时增减衣物，做到胸常护，背常暖；外出时，为避免冷空气对呼吸道的刺激，诱发哮喘病，最好戴上口罩。

（3）要常用湿抹布擦拭容易落尘的地方，湿扫地面，禁止在室内吸烟，经常打开门窗通风换气，少用或不用家用化学清洁制剂。

（四）用药指导

（1）β_2 受体激动药：指导患者按需用药，不宜长期规律使用，因为长期应用可引起 β_2 受体功能下调和气道反应性升高，出现耐受性。沙丁胺醇静脉滴注时应注意滴速（2～4 μg/min），并注意观察有无心悸、骨骼肌震颤等不良反应。

（2）茶碱类：静脉注射浓度不宜过高，速度不宜过快，注射时间应在 10 min 以上，以防中毒症状发生。慎用于妊娠妇女、发热患者、小儿或老年人，心、肝、肾功能障碍或甲状腺功能亢进者。观察用药后疗效和不良反应，如恶心、呕吐等胃肠道症状，心动过速、心律失常、血压下降等心血管症状，偶有兴奋呼吸中枢作用，甚至引起抽搐，直至死亡。用药中最好监测氨茶碱血浓度，安全浓度为 6～15 μg/ mL。

（3）糖皮质激素：注意观察和预防不良反应。①部分患者吸入后可出现声音嘶哑、口咽部念珠菌感染或呼吸道不适，指导患者喷药后用清水充分漱口，使口咽部无药物残留，以减少局部反应和胃肠吸收。②如长期吸入剂量>1mg/d 可引骨质疏松等全身不良反应，应注意观察；指导患者宜联合使用小剂量糖皮质激素和长效 β_2 受体激动药或控释茶碱，以减少吸入糖皮质激素的不良反应。③全身用药应注意肥胖、糖尿病、高血压、骨质疏松、消化性溃疡等不良反应；宜在饭后服用，以减少对消化道的刺激。④气雾吸入糖皮质激素可减少其口服量。当用吸入剂替代口服药时，开始时应在口服剂量的基础上加用吸入剂，在 2 周内逐步减少口服量。嘱患者勿自行减量或停药。⑤布地奈德（普米克令舒）不良反应为：Ⅰ型、Ⅳ型超敏反应，包括皮疹、接触性皮炎、荨麻疹、口咽部念珠菌感染等。

（4）抗胆碱受体：抗胆碱药物吸入时，少数患者可有口苦或口干感。溴化异丙托品有个别病例有口干或喉部激惹等局部反应及变态反应。闭角型青光眼患者操作不当而使药物进入眼可使眼压增高，慎用于前列腺肥大而尿道梗阻的患者。酮替芬有镇静、头晕、口干、嗜睡等不良反应，持续服药数天可自行减轻,慎用于高空作业人员、驾驶员、操作精密仪器者。

(5)常用的化痰药:①α_1 糜蛋白酶,通过分解痰液糖蛋白中的氨基酸氢基肽键而溶解痰液,可使脓性和非脓性痰液稀释,用于慢性支气管炎、肺脓肿和支气管扩张等痰液黏稠不易吸引或自行咳出的患者;②溴己新(必嗽平),作用于支气管腺体,导致黏液分泌细胞的溶酶体释放,裂解黏多糖和抵制酸性糖蛋白的合成,降低痰液的黏性;③氨溴索(沐舒坦),除了能分解痰液蛋白中的多糖纤维部分,还能促进支气管上皮修复,刺激Ⅱ型肺泡上皮细胞分泌表面活性物质,增加支气管浆液腺分泌,调节浆液与黏液的分泌,降低痰液黏稠度,改善纤毛上皮黏液层的运输功能;④乙酰半胱氨酸:直接溶解黏痰中的双硫键,降低痰黏度,对非脓性痰效果好。

(五)出院指导

(1)改善居住环境,避免接触过敏原,在气温骤变和换季时要特别注意保暖。

(2)休息与活动:合理休息,早睡早起,避免疲劳,适当运动。

(3)饮食指导:进食富含蛋白质、维生素的清淡饮食,少量多餐。

(4)用药指导:正确服药,注意不良反应。随身携带止喘气雾剂(如受体激动药),如出现哮喘先兆症状,要患者保持平静,可立即吸入气雾剂,并脱离致病环境。

(5)定期随访:定期门诊随访,如果出现睡眠不良、活动能力下降、支气管扩张药治疗效果下降和需要量增加、PEF 值下降等信号要及时到医院就医。

第五章　原发性支气管肺癌

原发性支气管肺癌简称肺癌，起源于支气管黏膜或腺体，是最常见的肺部原发性恶性肿瘤。

一、病因与发病机制

病因和发病机制至今未明，研究表明肺癌的发生与下列因素有关。

（一）吸烟

吸烟是肺癌的重要危险因素，纸烟中含有苯并芘、烟碱、亚硝胺及微量砷等10余种致癌物质。吸烟者比不吸烟者肺癌发生率高10倍以上，且吸烟时间越长、量越大、开始吸烟年龄越小，肺癌的发病率和死亡率越高。

（二）大气污染

城市上空的大气分析表明，空气中的致癌物质明显高于农村，因城市中工业燃料燃烧后及大量机动车排出的废气中含有3,4-苯并芘、甲基胆蒽类环烃化合物、SO_2、NO_2和飘尘等，这些物质均有致癌的作用。女性肺癌的发病与室内空气污染有关，如厨房小环境内煤焦油、煤烟、烹调的油烟等污染；室内被动吸烟、氡气、氡子体等均可成为女性肺癌的危险因素。

（三）职业危害

某些职业的劳动环境中可接触到导致或促进肺癌发生的致癌物质。已确认的致癌物质有铬、镍、砷、铍、石棉、煤烟、煤焦油、芥子气、二氯化基醚及电离辐射。推测有致癌的物质有丙烯、氯乙烯、镉、玻璃纤维、人工纤维、二氯化硅、滑石粉及氯化苯等。

(四)慢性肺部疾病

慢性支气管炎、肺结核等与肺癌危险度有显著关系,甚至在结节病及间质性肺纤维化患者中,肺癌的相对危险度也较高。北京协和医院已报道硬皮病伴发肺癌,以腺癌和细支气管肺泡癌多见。

(五)营养状况

维生素 E、维生素 B_2 的缺乏及不足在肺癌患者中较为突出。食物中长期缺乏维生素 A、β 胡萝卜素和微量元素(锌、硒)等的人群易发生肺癌。

(六)遗传因素

遗传因素与肺癌的关系已越来越受到重视。已报道在几代人中数十名家庭成员连续发生癌症。20 世纪 70 年代报道,3,4-苯并芘经人体芳香烃羟化酶(AHH)作用,可转化为有致癌活性物质,而 AHH 与遗传有密切关系,因此肺癌可能具有一定的潜在遗传性。

二、肺癌的分类及临床分期

肺癌包括鳞癌、腺癌、小细胞癌和大细胞癌几种主要类型(图 5-1,表 5-1)。

在 2002 年美国联合癌症分类委员会和国际抗癌联盟制订的 TNM 分期基础上,2009 年国际肺癌研究会公布了其修订的肺癌 TNM 分期(表 5-2,表 5-3)。

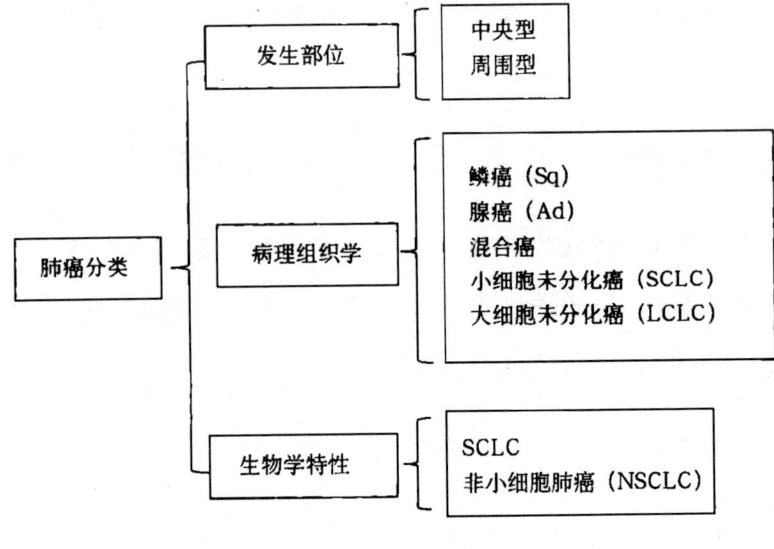

图 5-1　肺癌的分类

表 5-1　常见肺癌分类及特点

分类特点	特点
SCLC	占原发性肺癌的 20%~25%，为分化极差的组织学类型，发病年龄轻，自然病程短。增殖指数高，侵袭力强，手术切除率低，对放疗、化疗较敏感，需全身治疗的一种恶性肿瘤
NSCLC	鳞癌占 30%~40%，腺癌占 20%~40%，支气管肺泡细胞癌占 2%~5%，生长相对缓慢，转移晚，手术切除率明显高于 SCLC，对放疗、化疗相对不敏感
鳞癌	老年男性、吸烟者多见，中央型肺癌，早期有肺不张或阻塞性炎症表现
腺癌	女性较多，与吸烟无关，周围型肺癌，局部浸润和远处转移较鳞癌早

表 5-2　肺癌的 TNM 分期

分期	表现
原发肿瘤（T）	
T_x	原发肿瘤大小无法测定；或痰脱落细胞、或支气管冲洗液找到癌细胞，但影像学或支气管镜没有可视肿瘤

续　表

分期	表现
T_0	没有原发肿瘤的证据
T_{is}	原位癌
T_{1a}	原发肿瘤最大径<2 cm,局限于肺和脏胸膜内,镜下肿瘤没有累及叶支气管以上(即没有累及主支气管),或局限于气管壁的肿瘤,无论大小,无论是否累及主支气管
T_{1b}	肿瘤最大径>2 cm,≤3 cm
T_{2a}	肿瘤大小或范围符合以下任何一点: 肿瘤最大径>3 cm,≤5 cm 累及主支气管,但距隆突≥2 cm 累及脏胸膜 扩展到肺门的肺不张或阻塞性肺炎,但未累及全肺
T_{2b}	肿瘤最大直径>5 cm,≤7 cm
T_3	任何大小的肿瘤已直接侵犯下述结构之一者:原发肿瘤最大径>7 cm,累及胸壁(上沟癌)、膈肌、纵隔胸膜或心包,肿瘤位于距隆突 2 cm 以内的主支气管但尚未累及隆突;全肺的肺不张或阻塞性炎症,原发肿瘤同一肺叶出现卫星结节
T_4	任何大小的肿瘤已直接侵犯下述结构之一者:纵隔、心脏、大血管、气管、食管、椎体、隆突,原发肿瘤同侧不同肺叶出现卫星结节
区域淋巴结(N)	
N_x	区域淋巴结转移不能评价
N_0	没有区域淋巴结转移
N_1	转移至同侧支气管周围淋巴结和(或)同侧肺门淋巴结,和原发肿瘤直接侵及肺内淋巴结
N_2	转移至同侧纵隔和(或)隆突下淋巴结
N_3	转移至对侧纵隔和(或)对侧肺门淋巴结和(或)同侧或对侧斜角肌或锁骨上淋巴结

续　表

分期	表现
远处转移(M)	
M_x	远处转移不能评价
M_0	无远处转移
M_{1a}	原发肿瘤对侧肺叶出现卫星结节;胸膜播散(恶性胸腔积液、心包积液或胸膜结节)
M_{1b}	有无处转移(肺/胸膜除外)

* 大部分肺癌患者的胸腔积液是由肿瘤所引起的,但如果胸腔积液的多次细胞学检查未能找到癌细胞,胸腔积液又是非血性和非渗出性的,临床判断该胸腔积液与肿瘤无关,这种类型的胸腔积液不影响分期。

表 5-3　肺癌 TNM 分期的临床关系

临床分期	TNM 分期
隐性癌	T_x,N_0,M_0
0 期	T_{is},N_0,M_0
Ⅰa 期	T_1,N_0,M_0
Ⅰb 期	T_{2a},N_0,M_0
Ⅱa 期	T_1,N_1,M_0;T_{2b},N_0,M_0;T_{2a},N_1,M_0
Ⅱb 期	T_{2b},N_1,M_0;T_3,N_0,M_0
Ⅲa 期	$T_{1\sim3}$,N_2,M_0;T_3,$N_{1\sim2}$,M_0;T_4,$N_{0\sim1}$,M_0
Ⅲb 期	$T_{1\sim4}$,N_3,M_0;T_4,$N_{2\sim3}$,M_0
Ⅳ期	$T_{1\sim4}$,$N_{0\sim3}$,M_1

三、临床表现与诊断

(一)临床表现

1. 症状

多数肺癌患者就诊时已为晚期,肺癌患者的常见症状如下。

(1)全身一般表现:消瘦、食欲缺乏、乏力、发热、恶病质。

(2)原发肿瘤引起的症状:①咳嗽,为最常见的症状。早期常出现刺激性咳嗽,肿瘤肿大引起支气管狭窄,咳嗽呈高金属音,继发感染时痰量增多,呈黏液脓性;②咯血,癌组织血管丰富,易发生组织坏死,多为持续性痰中带血,如侵犯大血管可引起大咯血;③其他,由于肿瘤造成较大气道的阻塞,患者可出现不同程度的阻塞症状,如喘鸣、气促、胸痛和发热等。

(3)肿瘤胸内蔓延:如胸痛、呼吸困难、胸闷、声音嘶哑、上腔静脉压迫综合征(SVCS)、肺上沟瘤综合征(Pancoast 瘤)、胸腔及心包积液症状、吞咽困难、气管-食管瘘、膈肌麻痹。

(4)胸外转移引起的症状和体征:①中枢神经系统症状,往往提示颅内转移,如头痛、呕吐、眩晕、复视、共济失调、偏瘫、癫痫发作;②转移至骨骼,可引起病理性骨折;③转移至腹部,可引起胰腺炎,病理性黄疸,肝区疼痛、肿大;④转移主淋巴结,引起锁骨上、颈部等淋巴结肿大。

(5)癌细胞作用于其他系统引起的肺外表现:又称为伴癌综合征,如内分泌异常(如 Cushing 综合征、男性乳房发育征、稀释性钠综合征)、肥大性肺骨关节病[表现为杵状指(图 5-2)和肥大性骨关节病]、神经肌肉综合征、高钙血症。

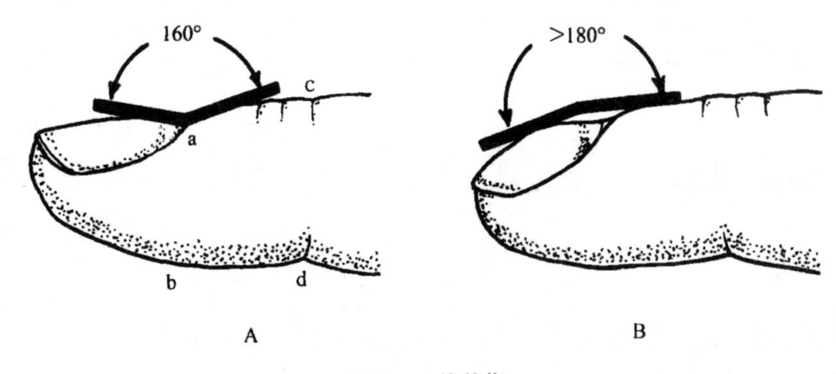

图 5-2　杵状指

A. 正常指；B. 杵状指

2. 体征

早期无异常，肺部体征有局限性吸气性哮鸣音、积液或肺不张体征。肺外体征有锁骨上淋巴结肿大、消瘦等。

3. 辅助检查

(1) X 线检查：为发现肺癌的重要方法之一。中央型肺癌和周围型肺癌比较见表 5-4，图 5-3。

表 5-4　中央型肺癌和周围型肺癌 X 线比较

肺癌分类	表现
周围型肺癌	表现为边界毛糙的结节状（圆形病灶、分叶、毛刺、胸膜凹陷等）或团块阴影（偏心空洞、小泡征、浸润样阴影）
中央型肺癌	主要表现为单侧不规则的肺门肿块，局限性肺气肿段，叶性肺炎或不张肺门增大增浓

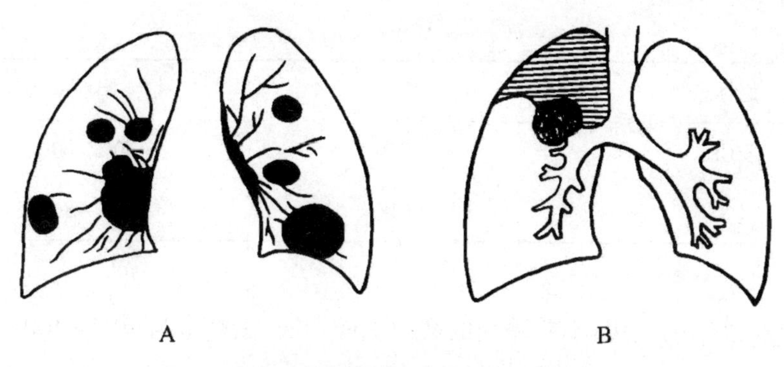

图 5-3　中央型肺癌及周围型肺癌的发生部位

A. 中央型肺癌；B. 右上叶周围型肺癌

(2)胸部 CT 检查：空间分辨率高，肿瘤内部结构及边缘征象显示好，可发现胸内隐蔽性病灶和纵隔与肺门淋巴结形态观察。

(3)正电子发射体层扫描(PET)：PET 不显示组织解剖结构，探查局部组织代谢异常敏感性为 81%～97%，特异性为 78%～85%，此检查对确定淋巴结转移具有优势。

(4)痰液脱落细胞检查：是简单有效的早期诊断肺癌的方法之一，阳性率为 70%～80%，为提高痰检阳性率，必须得到由气管深处咳出的痰，标本必须新鲜，送检及时。

(5)纤维支气管镜检查：是诊断中心型肺癌的主要方法，可直接观察并配合刷检、活检等手段。

(6)淋巴结活组织检查等。

(7)常用肿瘤标志物，如 CEA、NSE 等(表 5-5)。

表 5-5　TNM 与临床分期的关系

癌标志物	肺癌	阳性率
CYFRA21-1	鳞癌	47%～70%
SCC	鳞癌	50%

续 表

癌标志物	肺癌	阳性率
CEA	腺癌	40%~60%
NSE	SCLC	55%~86%

(8)胸腔镜的应用:不明原因的恶性胸腔积液,阳性率为70%~100%。

(9)其他:经皮针吸肺活检、MRI、放射性核素检查、纵隔镜检查、剖胸手术探查等。

(二)诊断

一般依据详细询问病史、体格检查和有关辅助检查进行综合判断,早期发现、早期诊断、早期治疗至关重要。早期诊断需要做好:①普及肺癌防治知识,患者有任何疑问及时就诊;②医务人员应对肺癌的早期征象提高警惕,避免漏诊、误诊。影像学检查是发现肺癌常用有价值的方法,细胞学检查和病理学检查是确诊肺癌的必要手段。

四、治疗原则

综合治疗是肿瘤治疗的总原则。肺癌综合治疗的方案为小细胞肺癌,多选用化疗加放疗加手术,非小细胞癌则先手术,然后放疗和化疗。

(1)手术治疗:Ⅰ期、Ⅱ期和部分Ⅲ期为非小细胞肺癌的首选。

(2)小细胞未分化癌对化疗最敏感,鳞癌次之,腺癌治疗效果最差。

(3)放疗主要用于不能手术患者同时配合化疗,小细胞未分化癌疗效最好,鳞癌次之,腺癌效果最差。

(4)肺癌介入性治疗,如支气管动脉灌注化疗、经支气管镜介导治疗等。

(5)生物靶向制剂的治疗。

(6)生物免疫治疗。

(7)其他:对症处理(升白细胞,止吐,镇痛)、营养支持、中医治疗等。

五、常见护理问题及相关措施

(一)疼痛

1. 相关因素

与肿瘤直接侵犯胸膜、肋骨和胸壁、肿瘤压迫肋间神经或浸润器官、组织有关。

2. 主要表现

(1)肿瘤侵犯部位的疼痛。

(2)神经分布区域的疼痛。

(3)患者出现痛苦表情,强迫体位,不敢咳嗽。

3. 护理措施

(1)运用评估工具(表5-6),评估患者的疼痛原因、部位及程度。

表5-6　长海痛尺

分级	表现
0级	无痛
Ⅰ级(0~4分)	轻度,虽有疼痛,但可忍受,能正常生活,睡眠不受干扰
Ⅱ级(4~6分)	中度,疼痛明显,要求服用镇痛药,睡眠受干扰
Ⅲ级(>6分)	重度,疼痛剧烈,被动体征,伴有自主神经功能紊乱,睡眠严重受干扰,需镇痛药

(2)多与患者交流,教会患者减轻疼痛的方法:如听音乐,看报纸等,分散患者的注意力,鼓励患者多与家人、朋友交谈,宣泄自己的感受。

(3)给予患者舒适的体位,如患侧卧位,以减轻随呼吸运动产生的疼痛。

(4)随咳嗽加重的胸痛,在患者需要咳嗽时,以手压迫疼痛部位,鼓励患者咳嗽。

(5)遵医嘱按 WHO 提出的癌症患者三级镇痛原则给予镇痛药(图 5-4)。注意给药原则:按阶梯用药、按时用药、口服用药、个体化用药、注意具体细节。

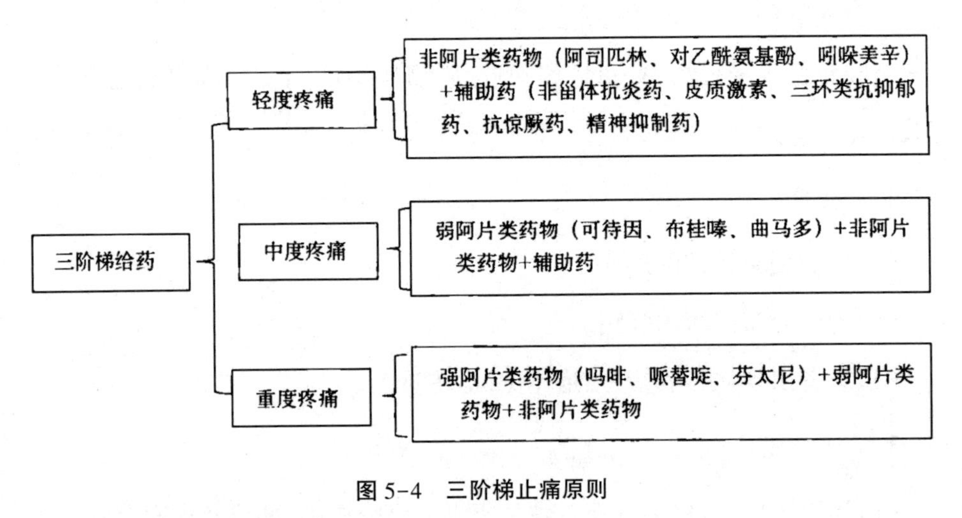

图 5-4　三阶梯止痛原则

(6)注意镇痛药物的不良反应:便秘;恶心、呕吐;排尿困难;呼吸抑制等。

(二)预感性悲哀

1. 相关因素

与疾病预后不良威胁生命有关。

2. 主要表现

患者表现出悲痛、忧愁、压抑感,对治疗失去信心,甚至不配合治疗。

3. 护理措施

(1)及时与患者沟通,耐心倾听其诉说,并认真解答其疑问,用亲切的语言、热情的行为安慰和感动患者。

(2)根据患者不同心理状况,引导和训练其控制不良情绪,鼓励患者及时讲出心理感受,并进行有效疏导。

(3)在做任何治疗操作前要认真地为患者讲解其意义,鼓励患者树立战胜疾病的信心,积极配合治疗。

(4)要加强与患者家属的沟通交流,赢得亲属对患者的支持与关爱。

(5)让抗癌明星现身说法,提高患者的信心。

(三)营养失调:低于机体需要量

1. 相关因素

与患者食欲下降,摄食减少,癌性发热,机体处于高代谢状态、消耗增多,以及化疗的不良反应致剧烈呕吐,味觉异常有关。

2. 主要表现

(1)患者体重减轻、消瘦、无力。

(2)血液检查示血清白蛋白降低,血红蛋白降低。

3. 护理措施

(1)为患者创造一个愉快的进餐环境,尽量满足患者的饮食习惯。

(2)指导患者饮食宜清淡,进食易消化、含纤维素少的流质、半流质食物,食谱宜多样化,少食多餐,进食富含优质蛋白、高热量、高维生素食物,如牛奶、鲜鱼、瘦肉、鸡蛋、豆类制品等,以促进组织修复,补充癌症或化疗、放疗对身体的消耗。避免辛辣、生冷、过硬及过于油腻的食物。

(3)化疗药物可引起白细胞计数减少,因此应多食富含蛋白质、铁、维生素的食物,如动物肝脏、瘦肉、大枣、新鲜水果和蔬菜等。对腹泻患者,应指导其进食纤维含量少的食物,如腹泻严重,以清淡饮食为主,如清肉汤、果汁或生姜乌龙茶。未削皮的苹果含丰富的果胶,可多食用,同时可多选用含钾量多的食物,如蔬菜汤、橘子汁、番茄汁等。避免可能引起腹泻的食物如牛奶及乳制品。

(4)癌症患者活动量少,加上某些抗癌药物有神经毒性,使肠蠕动变慢而导致便秘。应指导患者多饮水,每天约 2000 mL。

(5)对反应严重、长期营养摄入障碍的患者,可考虑肠外营养。

(6)化疗期间,遵医嘱给予镇吐药,如甲氧氯普胺片口服,盐酸昂丹司琼静脉注射等。呕吐严重者,注意观察呕吐的次数、量及颜色,配合应用镇吐治疗。

(四)气体交换受损

气体交换受损与继发于肺组织破坏的气体交换面积减少有关。护理措施见 COPD 的气体交换受损一节。

(五)潜在并发症:化疗药物毒性反应

1. 主要表现

(1)化疗药物的不良反应见表 5-7。

表 5-7　化疗药物的不良反应

药品	敏感的肺癌类型	主要不良反应
异环磷酰胺(IFO)	SCLC,NSCLC	膀胱出血,骨髓抑制
替尼泊苷(VM26)	SCLC(可进入血脑屏障)	骨髓抑制
依托泊苷(VP-16)	SCLC,NSCLC	脱发,骨髓抑制
卡铂(C-DDP)	SCLC,NSCLC	骨髓抑制明显
长春新碱(VCR)	SCLC,NSCLC	恶心、呕吐、听觉和肾损害
长春地辛(VDS)	SCLC,NSCLC	神经毒性,便秘
长春碱(VBL)	SCLC,NSCLC	骨髓抑制,神经毒性
长春瑞滨(NVB)	SCLC,NSCLC	骨髓抑制明显,神经毒性
多柔比星(ADM)	SCLC,NSCLC	骨髓抑制,神经毒性较轻

续　表

药品	敏感的肺癌类型	主要不良反应
表柔比星(ADM)	SCLC,NSCLC	心脏毒性,脱发
丝裂霉素(MMV)	NSCLC	骨髓抑制

(2)化疗药物静脉滴注时的不良反应如下。

①过敏:可见于静脉滴注紫杉醇类,表现为输液时发生呼吸困难、头晕、心悸、面色潮红。

②恶心、呕吐:见于所有的化疗药物,类化疗药物尤为显著。

③腹泻:见于卡铂、紫杉醇(力朴素)、奥沙利铂、依立替康等。

④便秘:见于长春地辛等。

⑤直立性低血压:可在静脉滴注 1h 内发生,见于紫杉醇类。

⑥末梢神经疼痛:表现为四肢末梢麻木、疼痛,多见于奥沙利铂。

⑦静脉炎:静脉注射时不慎外渗引起局部组织坏死及静脉炎,以发泡剂类化疗药物为甚,如长春瑞滨等。外渗及静脉炎的分级如下(表 5-8,表 5-9)。

表 5-8　静脉炎的评判断标准

级别	临床标准
0	没有症状
1	输液部位发红伴有或不伴有疼痛
2	输液部位疼痛伴有发红和(或)水肿
3	输液部位疼痛伴有发红和(或)水肿,条索状物形成,可触摸到条状的静脉
4	输液部位疼痛伴有发红和(或)水肿,条索状物形成,可触及的静脉条索状物长度大于 2.5 cm

表 5-9 输液外渗的评判标准

级别	临床标准
0	没有症状
1	皮肤发白,水肿范围的最大处直径<2. 5 cm,皮肤发凉。伴有或不伴有疼痛
2	皮肤发白,水肿范围最大处直径 2. 5~15. 2 cm,皮肤发凉。伴有或不伴有疼痛
3	皮肤发白,半透明状,水肿范围最小处直径>15. 2 cm,皮肤发凉,轻到中等程度的疼痛,可能有麻木感
4	皮肤发白,半透明状,皮肤紧绷,有渗出,皮肤变色,有瘀伤,肿胀,水肿范围最小处直径>15. 2 cm,可凹性水肿,循环障碍,中度到重度的疼痛,任何容量的血液制品、刺激性或腐蚀性的液体渗出

2. 护理措施

(1)密切观察患者进食、腹痛性质和排便情况,胃肠道反应重者可安排在晚餐后给药,并服镇静镇痛药。

(2)每周监测血常规 1~2 次。必要时遵医嘱给予升白细胞及血小板的药物。对重度骨髓抑制者,需实施保护性隔离。血小板严重减少者注意观察出血情况。

(3)保持口腔清洁,口腔护理 2 次/天。口腔溃疡疼痛剧烈者可用 2%利多卡因喷雾镇痛。

(4)注射前 5~10 min,头部放置冰帽,注药后维持 30~40 min,可防止药物对毛囊的刺激,有防脱发的作用。

(5)监测肝、肾功能,嘱患者多饮水,2000~3000 mL/d。

(6)熟练掌握静脉穿刺技术,正确选择血管:应选择不弯曲、弹性好、无破损、无炎症、回流通畅的血管,尽量不用皮下脂肪少而邻近肌腱、神经、关节等部位的血管,最好采用 PICC 置管或中心静脉置管输入化疗药物。输入化疗药物前给予预防性用药,如给予地塞米松 5 mg、法莫替丁 40 mg 稀释后静脉注射,苯海拉明 50 mg 口服,先输入 0.9%生理盐水或 10%葡萄糖液,确定针头在血管内后再输入化疗药物。输液期间加强巡视,谨防药液外渗。

(7)化疗药物外渗的处理:停止注射或输液,保留针头接注射器回抽后,注入解毒剂再拔针,皮下注入解毒剂,用利多卡因与地塞米松皮下局部封闭,冰敷 24 h,使用类肝素或金黄散涂在患处,报告医院并记录。

(8)给予患者心理安慰,使其以平和的心态接受化疗。

(9)低血压的护理:①化疗前要详细询问病史,有无高血压和心血管疾病,提前采取预防措施;②在用药过程中加强巡视,严密观察病情,发现问题及时处理;③用药后应卧床休息 4 h,年老体弱患者下床活动要给予协助,以免发生晕厥等并发症;④用药中及时测量血压,并做好记录,如有异常立即停药。

六、健康宣教

(一)心理指导

给予患者心理援助,介绍肺癌的治疗方法及前景,使之摆脱痛苦,正确认识疾病,保持乐观开朗的心情,增强治疗信心,提高生活质量。

(二)饮食指导

(1)嘱患者应食高蛋白、高维生素的饮食,补充营养。

(2)给予患者针对性的指导。增强机体免疫力,多食黄鱼、山药、甲鱼等;咳嗽多痰者多食萝卜、杏仁、橘皮、枇杷;咯血者宜吃莲藕、甘蔗、梨、鲫鱼等。

(3)为减轻放疗化疗不良反应宜多吃蘑菇、龙眼肉、核桃、苹果、绿豆等。忌辛辣刺激性食物如葱、蒜、韭菜,忌油煎、烧烤等热性食物,忌油腻、黏滞生痰的食物。

(三)作息指导

(1)合理安排休息,注意改善劳动和生活环境,防止空气污染,特别是粉尘及有害气体的吸入,嘱患者戒烟,指出防治慢性肺部疾病对肺癌防治的积极意义。

(2)不去人多拥挤、空气污染的场所,在病毒、细菌性疾病流行的季节,应减少外出。

(3)鼓励患者进行适当的体育锻炼,到室外散步或慢跑,做上、下楼梯运动,做蹲起运动,以增加肺活量,提高机体的抗病防病能力。

(四)用药指导

督促患者按时服药,并适当告知患者可能出现的不良反应,如患者出院带药如易瑞沙,需告知患者可能会出现全身皮疹,但无须担心,而一旦出现视物不清等不良反应要及时就医。

(五)出院指导

1. 活动与休息

注意休息,适当的运动。劳逸结合,生活规律。

2. 饮食指导

进食富含蛋白质、维生素的清淡饮食,少量多餐。

3. 用药指导

交代患者下次化疗时间及注意事项,并做好必要的准备。正确服药,注意药物的不良反应。

4. 定期随访

告知晚期癌肿转移的患者及其家属需对症处理,坚持出院后到医院复诊。

第六章　急性呼吸窘迫综合征

急性呼吸窘迫综合征(acute respiratory distress syndrome, ARDS)是由不同病因造成具有明显特征的肺损伤,病理上表现为弥漫性肺泡损伤,以肺泡上皮和毛细血管内皮损伤、肺泡膜通透性明显增加导致高蛋白肺泡和间质水肿为病理生理特征,以低氧血症与呼吸窘迫为主要表现的临床综合征。

一、病因与发病机制

(一)病因

能直接或间接损伤肺组织的疾病,均可成为 ARDS 的病因。其中,感染、创伤、休克为最常见的病因,占 70%~85%,详见表 6-1。

表 6-1　ARDS 的病因

直接因素	严重肺部感染	革兰阴性杆菌败血症、病毒性肺炎、真菌性肺炎、细菌性肺炎、卡氏肺孢子虫肺炎、粟粒性肺结核
	淹溺	
	肺或胸部挫伤	
	误吸胃内容物(尤其是 pH<2. 5)	
	吸入有毒气体	高浓度氧、烟、氮氧化合物、光气、氨、有机氟、镉

续 表

间接因素	休克	脓毒性休克、出血性休克、心源性休克、过敏性休克
	创伤	灼伤、非胸廓创伤(尤其是头部创伤)
	药物过量	二醋吗啡、美沙酮、丙氧酚、乙氯戊烯炔醇、噻嗪类、水杨酸盐、巴比妥类
	医源性因素	大量输液或输血、长时间使用呼吸机或心肺转流术(体外循环)
	代谢性紊乱	尿毒症、糖尿病酮症酸中毒
	其他	急性出血性胰腺炎、弥散性血管内凝血、子痫、空气或羊水栓塞等

(二)发病机制

ARDS的发病机制十分复杂,其中急性炎症介导肺损伤是发病机制的关键,急性炎症最重要的效应细胞之一是中性粒细胞(PMN)。其基本机制包括:①炎症细胞的迁移与聚集;②炎症介质释放;③肺泡毛细血管损伤和通透性升高。

二、临床表现与诊断

(一)临床表现

1.病史

有严重创伤、感染、休克、大手术等病史。

2.症状和体征

ARDS通常发生于原发疾病或损伤起病后24~48 h,表现为突发性、进行性的呼吸窘迫,气促、发绀,常伴有烦躁、焦虑、出汗等。根据病变程度分为以下四个阶段,见表6-2。

表 6-2　ARDS 的临床表现及发展的四个阶段

临床表现	损伤期	相对稳定期	呼吸衰竭期	终末期
发生时间	4~6 h	6~48 h	24~48 h	-
呼吸困难	明显	明显	窘迫	极度窘迫
呼吸频率	增快	>30 次/分	30~50 次/分	-
发绀	不明显	有	明显	严重
肺部体征	无	少,细湿啰音	多,粗湿啰音	-
精神症状	无	无	无	有
动脉血气	正常	$PaCO_2$ ↓	PaO_2 ↓ $PaCO_2$ ↓	PaO_2 ↓ $PaCO_2$ 1
酸碱平衡	-	-	呼碱	呼酸+代酸
X 线胸片	正常	肺纹理增多,模糊,网状浸润	双肺斑片状或磨玻璃样,可见支气管充气征	浸润阴影融合成大,支气管充气征明显

3. 辅助检查

高分辨率 CT 不仅有助于早期诊断,还可帮助理解各病期的通气治疗策略。早期表现为非重力性分布的全肺水肿(均质肺),随病情进展,呈直立性分布的肺萎陷(压缩性肺不张),阴影密度不一致(非均质肺);在中期和晚期,发生组织增生、机化、重塑和纤维化,气腔扩大伴气囊和气肿样病变形成。

(二)诊断

对 ARDS 患者及时准确的诊断,是早期认识与积极治疗的前提。1992 年 ARDS 联席会议提出的诊断标准如下:

(1)急性起病。

(2)氧合指数(PaO_2/FiO_2)≤200 mmHg。

(3)胸部 X 线检查表现为双肺斑片状阴影。

(4)肺动脉楔压(PAWP)≤18 mmHg 或无左心房压力升高的临床证据。

依据特征性的病理与病理生理改变,ARDS 的诊断标准应具有以下特征。

(1)弥漫性(或双肺)肺泡水肿,或 X 线胸片具有弥漫性(或双侧)肺泡水肿的特征。

(2)肺毛细血管通透性明显增加。

(3)病理上具有弥漫性肺泡损伤的表现。

(4)具有低氧血症和呼吸窘迫等临床特征。

这样,ARDS 诊断的特异性明显升高,且不再需要排除其他疾病(急性左侧心力衰竭)。

三、治疗原则

ARDS 的出现有很大的危险性,目前尚无特效的治疗方法,其治疗原则:积极控制原发病,改善氧合功能,纠正缺氧,支持生命,保护重要器官功能,防治并发症。

(一)去除病因

ARDS 一般均有较明确的相关原发病,这些因素在 ARDS 的发生和发展中起着重要作用。尤其是对全身感染的控制和纠正低血容量导致的组织灌注不足,积极处理原发病将有利于 ARDS 的治疗和疾病预后的改善。

(二)氧疗

纠正低氧血症是 ARDS 治疗中最为重要的目的。通常早期轻症患者可先面罩高浓度(FiO_2>0.6)给氧,使 PaO_2>60 mmHg 和 SaO_2>90%。如血氧分压不能改善,如<60 mmHg,则建议行机械通气。

(三)机械通气

可减轻呼吸做功,使呼吸窘迫改善;应用呼气末正压(PEEP)或连续气道正压(CPAP),可使呼气末肺容量增加,闭陷的小气道和肺泡再开放;肺泡内正压可减轻肺泡水肿的形成从而改善弥散功能和通气/血流比例,减少肺内分流,达到改善氧合功能和肺顺应性的目的。

(四)维持适当的液体平衡

以最低有效血管内血容量来维持有效循环功能,要避免过多的液体输入加重肺水肿,在血压稳定的前提下,出入液体量宜轻度负平衡。

(五)支持治疗

ARDS时机体处于高代谢状态,营养支持应尽早开始。静脉营养可引起感染和血栓形成等并发症,应提倡全胃肠营养。

(六)体位治疗

由仰卧位改变为俯卧位,可使75%ARDS患者的氧合改善。可能与血流重新分布,部分萎陷肺泡再膨胀达到“开放肺”的效果有关。这样可改善肺通气/血流比值,降低肺内分流。

(七)糖皮质激素的应用

有研究表明,糖皮质激素可抑制肺的炎性反应及肺的纤维化,但临床研究并未证明。

(八)其他治疗

如肺血管舒张药的应用,氧化亚氮(N_2O)吸入等。

四、常见护理问题及相关措施

(一)低效型呼吸型态

1. 相关因素

(1)肺泡Ⅱ型细胞损伤,表面活性物质缺失导致肺泡萎陷、水肿、肺顺应性降低。

(2)疲乏或无力。

2. 临床表现

(1)呼吸困难、发绀(以口唇、舌、口腔黏膜、鼻尖、颊部、耳垂和指、趾末端最为明显)、鼻翼扇动、呼吸浅快。

(2)动脉血气分析值异常。

3. 护理措施

(1)严密监测患者生命体征,尤其是呼吸的频率、节律、深度的变化,观察患者有无胸闷、气急、口唇发绀等缺氧症状。

(2)遵医嘱给予高浓度氧气吸入或使用 PEEP,并根据动脉血气分析值变化调节氧浓度。经常检查鼻氧管有无堵塞或脱出,每周更换导管 1 次,每天 2 次消毒导管头端和清洁鼻腔。

(3)给患者提供有利于呼吸的体位,如端坐位或高枕卧位。

(4)动脉血气是反映患者肺、心血管、肾和代谢功能的综合指标,定时监测动脉血气分析值的变化,有助于判断患者的病情变化。①物品准备:治疗盘、内含抗凝药的注射空针、橡皮塞、无菌治疗巾、血气分析申请单。②部位选择:成年人最常用的穿刺采血样部位有桡动脉、肱动脉、股动脉和足背动脉。桡动脉最适宜于动脉穿刺取血,因在腕部桡侧易于触及,部位表浅,穿刺后易于压迫和防止血栓形成。③采血步骤:解释→体位选择(坐位或半卧位)→穿刺部位选择→常规消毒→一手握注射器,一手摸动脉搏动,穿刺→逐渐进针,看到鲜血停止进针→获取足够血量,拔针→穿刺针头刺入橡皮塞→送检。④注意事项:抗凝药湿润整个注射器针筒内表面;排尽空气和过多抗凝药;采血完毕,尽快送检,如不能及时送检,放入冰箱,2 h 内有效。

(5)预测患者是否需要气管插管或使用呼吸机辅助呼吸,做好抢救准备工作。

(二)气体交换受损

1. 相关因素

肺毛细血管内皮细胞损伤,血管通透性增加,使肺间质及肺泡水肿,导致气体弥散障碍。

2. 临床表现

(1)呼吸困难,患者意识状态改变,嗜睡、烦躁不安。

(2)患者动脉血气分析值异常:低氧血症、高碳酸血症。

3. 护理措施

(1)保持病室环境清洁,定时进行空气和地面消毒,注意通风换气。

(2)监测患者生命体征和意识状态,每 30 分钟一次,判断与急性缺氧有关的症状和体征,尤其是呼吸和发绀状况的变化,见表 6-3。

表 6-3　急性缺氧的症状和体征

系统	症状和体征
呼吸	呼吸困难,呼吸急促,肺水肿倾向,发绀
心血管	心排血量增加,心悸,心动过速,心律失常,低血压,心绞痛,出汗和休克
中枢神经	欣快感,头痛,判断力减低,烦躁不安,视盘水肿,抽搐,感觉迟钝和昏迷
肌肉神经	衰弱无力,震颤,扑翼样震颤,反射亢进,共济失调

续 表

系统	症状和体征
代谢	水钠潴留,乳酸性酸中毒

(3)遵医嘱及时采集和送检血气分析与生化检测标本,通过脉搏氧饱和度和血气分析中氧分压来判断患者有无低氧血症和低氧血症的严重程度,见表6-4。

表6-4 低氧血症的分类

程度	发绀	氧分压(PaO_2)	脉搏氧饱和度(SaO_2)
轻度	无	>50 mmHg	>80%
中度	有	30~50 mmHg	60%~80%
重度	显著	<30 mmHg	<60%

(4)高浓度氧疗可以提高血氧分压,记录吸氧方式、吸氧浓度及时间,观察氧疗的效果和不良反应,在吸氧过程中气体应充分湿化,防止气道黏膜干裂受损。临床上给氧和改善氧合的方法可分为有创伤性和无创伤性两大类。

(5)呼吸机辅助呼吸:PEEP 是最常用的呼吸模式。应用 PEEP 时,应选择"最佳 PEEP",所谓最佳 PEEP,既能防止呼气末肺泡萎陷,又能避免肺泡过度膨胀,即用最小 PEEP 值达到最佳的血氧浓度。但 PEEP 可增加胸内正压,减少回心血量,从而降低心排血量。因此,应用 PEEP 时应注意对血容量不足的患者适当补充血容量,以代偿回心血量的不足;但又不能过量,以免加重肺水肿;PEEP 从低水平开始,先用 3~5 cmH_2O 开始逐渐增加至合适的水平。争取维持 PaO_2>60 mmHg 而 FiO_2<0. 6。一般 PEEP 水平为 5~15 cmH_2O 或 10~18 cmH_2O,施行肺保护性通气策略,选用压力控制的通气模式,将吸气末气道峰压(PAP)限制在 35 cmH_2O 水平以下,防止肺泡过度充气;低潮气量通气(6~8

mL/kg)，允许性高碳酸血症。

(6)协助翻身拍背，每2小时一次，以促进分泌物的排出。

(7)根据医嘱使用利尿药，以减轻肺间质及肺泡水肿，观察并记录尿量。

(8)加强巡视，及时满足患者的需求，减少机体耗氧。

(三)心排血量减少

1. 相关因素

正压通气使上下腔静脉血的回心血量减少。

2. 临床表现

(1)血压下降、脉搏细速、尿量减少。

(2)肢端皮肤冷、苍白或发绀。

3. 护理措施

(1)使用PEEP时应有足够的有效循环血量，严格掌握好PEEP压力值。

(2)严密监测体温、脉搏、血压、呼吸的变化。

(3)准确记录出入量，密切观察尿量的变化。

(4)遵医嘱给予强心、利尿、扩血管药物，注意观察用药效果与不良反应。

(5)准备好抢救用物和药品。

(四)营养失调：低于机体需要量

1. 相关因素

代谢率升高、营养摄入减少。

2. 临床表现

皮肤弹性减退，脂肪变薄；消瘦、体重进行性下降；头发枯黄，无光泽。

3. 护理措施

(1)给予营养支持,可经胃肠道(EN)或胃肠外(PN)途径实施。尽管临床上多用胃肠外营养,但实验和临床研究证明胃肠内营养远胜于胃肠外营养,胃肠内营养支持有助于恢复肠道黏膜的完整性,减少肠萎缩,保持肠道 pH 平衡,抑制细菌过度生长,减少胃肠道出血,还可增加胃肠运动,纠正胃肠排空延迟,故应尽早经胃肠内补充营养。

营养支持的原则:采用高蛋白、高脂肪、高糖类的膳食或胃肠外营养液;蛋白质、脂肪、糖类的能量比分别为 20%、20%~30%、50%~60%;每天的摄入量,卡氮比为(628~753)kJ∶1g(1 kcal=4.2kJ),危重患者可高达(837~1255)kJ∶1 g,每天适量补充各种维生素及微量元素,依据临床情况调整电解质用量,特别注意补充钾、镁、磷等元素。

营养支持的护理:包括胃肠内营养的护理和胃肠外营养的护理。

①胃肠内营养的护理:鼻饲管的选择一般选择稳定性、相容性较好,耐胃酸腐蚀,放置时间长的聚氨酯材料的胃管,螺旋形鼻胃管用于胃肠道功能基本正常或肠道功能基本正常而胃功能受损的患者,能减少食物反流带来的误吸危险。喂养方法有灌注、滴注、泵注三种方法。用于机械通气患者时,其中泵注更能减少反流。喂养中注意“三度”,即营养液的温度为 37~41 ℃;浓度按比例调配,如为即用型营养液可直接使用;灌注速度由慢到快,最高速度不超过 130 mL/h,24h 总量最高为 1500~2000 mL。

②胃肠外营养的护理:静脉的选择有周围静脉和中心静脉,选择周围静脉时应选择弹性好、走向清晰、较粗的血管,同时采用静脉留置针;中心静脉常选择锁骨下静脉、颈内静脉、颈外静脉,行中心静脉插管术。配制方法必须严格无菌操作,应在无菌层流室或净化室内操作,按医嘱执行各种营养液的成分及比例配制。滴注速度应根据输液量及病情掌握输液速度,最快速度≤60 滴/分,要求匀速滴入,以免发生高糖血症,可以使用输液泵进行严格控制。

(2)向患者解释加强营养和合理搭配膳食的重要性,采取良好的均衡饮食,指导患者多食肉类、蛋类、牛奶及水果等高热量、高蛋白质、高维生素的食物,以维持足够的营养,保持和恢复身体健康。

(3)做好口腔护理或漱口,提供色、香、味佳的饮食,刺激食欲,鼓励进食,提供一个整洁、安静、舒适的进餐环境,使患者能在愉快的心境中进食。

(4)大量盗汗者,监测患者液体摄入量与排出量,给予足够的液体。

(5)每周监测体重1次并记录。

(6)定时监测白蛋白、血红蛋白水平及皮肤的弹性厚度。

(五)潜在并发症:气压伤

1.相关因素

(1)呼吸机压力过高和潮气量过大。

(2)特殊的通气模式,如JPEEP和PSV。

(3)患者有引起气胸的原发疾病或诱发因素,如先天性肺大疱、后天性肺气肿等。

2.临床表现

(1)气胸:胸痛、烦躁、大汗淋漓、缺氧、发绀、患侧胸廓膨隆、呼吸音消失或减弱,X线胸片显示有气胸。

(2)皮下气肿:皮肤触诊有握雪感,严重时局部皮肤膨隆。

(3)纵隔气肿:主要依据胸部X线诊断。

3.护理措施

(1)气胸是呼吸机引起气压伤的主要临床类型,但并不是所有接受呼吸机治疗的患者都会发生气胸,注意以下方面,是可以预防的。①对于应用呼吸机的患者,在通气压力调节和控制时以维持较好通气和氧合功能的最低水平为最佳水平;②对于有诱发气胸原发病存在的患者,慎用PEEP和PSV,必须使用

PEEP 时压力从低水平 0.29~0.49 kPa(3~5 cmH_2O)开始,逐渐增加,不宜超过 0.98 kPa(10 cmH_2O)。

(2)严密观察患者有无发生气压伤的临床表现,若发现立即通知医师,并协助处理。

(3)如患者气胸诊断明确应立即进行排气减压,不能立即减压时,需停止呼吸机的应用,以免胸膜腔内压越来越高,危及患者生命。

(4)胸腔闭式引流是应用呼吸机患者排气减压的唯一方法(图 6-1)。

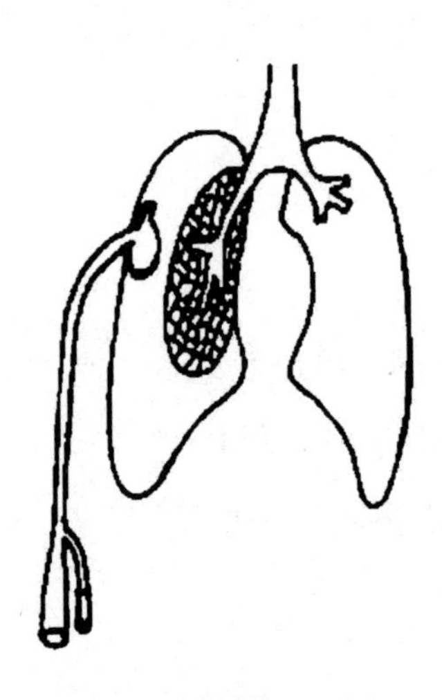

图 6-1　胸腔闭式引流

(5)做好胸腔闭式引流管的护理:①在胸腔引流管下方垫一小毛巾以减轻不适;②妥善固定引流管,防止引流管受压、扭曲及脱管;③保持水封瓶位置低于引流管,需进行必要检查、治疗而运送患者时应用两把血管钳钳紧引流管,防止空气或瓶内水倒吸入胸腔;④定时做深呼吸及咳嗽动作,加强胸腔内气体排出;⑤观察局部伤口有无红、肿,定时更换敷料。

（六）有皮肤完整性受损的危险

1. 相关因素

长期卧床，不能活动；营养状况差；微循环灌注不良，致皮肤缺血、缺氧等。

2. 临床表现

患者躯体受压部位、骨隆突处皮肤易出现红肿、破溃。

3. 护理措施

原则是以预防为主，防止组织长时间受压，立足整体治疗；改善营养、血液循环状况；重视局部护理；加强观察，对发生压疮危险度高的患者不但要查看受压皮肤的颜色，而且要触摸皮肤的质地。具体措施如下：

（1）采用评分法来评估发生压疮的危险程度，评分值越大，说明器官功能越差，发生压疮的危险性越高。

（2）重视预防：保持床铺的平整、松软、清洁、干燥、无皱褶、无碎屑；对长期卧床的患者，骨隆突处使用衬垫、气垫、棉垫、棉圈等，以减轻局部组织长期受压；间歇性解除压迫是预防压疮的关键。卧床患者每2~3小时翻身1次，有条件的可使用特制的翻身床、气垫床、明胶床垫、波纹床垫、压疮防治装置等专用器具；减少摩擦力和剪切力。半卧位时，可在足底部放一坚实的木垫，并屈髋30°，臀下衬垫软枕，防止身体下滑移动，以免产生摩擦损害皮肤角质层；为患者及时更换床单、内衣；搬动患者时避免拖、拉、推等；平卧位抬高床头一般不高于30°，以防剪切力。

（3）保持皮肤的清洁和完整是预防压疮的重要措施；每天用温水清洁皮肤2次，以保持皮肤清洁及凉爽；擦干皮肤后骨隆突处外涂赛肤润以保护皮肤；对皮肤易出汗部位（腋窝、腘窝、腹股沟部）随时擦拭。当大小便失禁时，每次温水擦拭后涂擦鞣酸软膏或赛肤润，以防肛门周围皮肤糜烂。当小便失禁时，女性患者用吸水性能良好的尿不湿；男性患者用阴茎套外接引流管引流尿液，避免会阴部皮肤长期被尿液浸渍而溃烂，对于男性患者阴囊处可用爽身粉保持干爽。

(4)正确实施按摩：患者变换体位后，对受压部位辅以按摩，尤其是骶尾部、肩胛区、髂嵴、股骨大转子、内外踝、足跟及肘部；对病情极其严重，翻身可能促进病情恶化、加重损伤时，则暂不翻身，仅对骨隆突受压处按摩，以改善局部血液循环；按摩手法：用大小鱼际肌，力量由轻→重→轻，每个部位按摩 5～10 min，每 2～3 小时按摩 1 次。按摩时可使用润肤乳或赛肤润，促进局部血液循环；对因受压而出现反应性充血(局部皮肤变红)、皮肤变硬时则不主张按摩，以免加重损伤，而应使其局部悬空，避免受压。

(七)有口腔黏膜改变的危险

1. 相关因素

禁食、机体抵抗力降低。

2. 临床表现

患者口腔黏膜发生溃疡、感染。

3. 护理措施

(1)检查患者口腔黏膜是否有病灶、溃疡、出血，发现异常报告医师。

(2)向患者及其家属讲解引起口腔黏膜改变的危险因素。

(3)在晨起、睡前、餐前、餐后做好口腔护理，以保证最佳的口腔卫生状况和良好的食欲。

(4)提供温度适宜的食物和饮料，避免过热或过冷的食物。

(5)根据病情选择合适的漱口液，如复方硼砂漱口液、生理盐水、3%过氧化氢。

(6)禁食期间，根据医嘱给予鼻饲或静脉高营养，以维持足够的能量供应，增加机体抵抗力。

(7)对应用抗生素时间较长者,应注意口腔有无真菌感染。

(八)潜在并发症:水、电解质紊乱及酸碱平衡失调

1. 相关因素

禁食;利尿药的应用;晚期多器官功能衰竭。

2. 临床表现

(1)等渗性脱水:畏食、恶心、尿少,但不觉得口渴,皮肤黏膜、舌干燥,眼球下陷和周围血管萎陷等。

(2)低渗性脱水:血清钠<135 mmol/L,轻度表现为疲乏、头晕、起立性晕倒及直立性低血压,中度表现为恶心、呕吐、脉搏细速、血压不稳定或下降,皮肤弹性差,浅静脉萎陷,眼球凹陷,尿少;重度表现为神志恍惚不清,肌肉痉挛性抽搐,肌腱反射减弱或消失,出现木僵状态甚至昏迷等严重神经系统症状。

(3)高渗性脱水:血清钠>150 mmol/L,分为三度。轻度脱水患者主诉口渴,无其他症状;中度脱水患者极度口渴,乏力、烦躁、皮肤黏膜干燥、尿少、尿比重升高;重度脱水患者除上述症状外,可出现幻觉、躁狂、谵妄、精神失常甚至昏迷等脑功能障碍。

(4)低钠血症:乏力、头痛、恶心、呕吐、食欲缺乏和反应迟钝;严重者可有意识模糊、昏迷等;尿少、水肿;咳嗽无力,痰液黏稠,不易咳出。

(5)低钾血症:软弱无力、口苦、食欲缺乏、烦躁、腹胀、呕吐,特征性的心电图改变(ST 段下降,T 波低平或倒置,可出现 U 波)。

(6)低镁血症:面色苍白、嗜睡、全身乏力、恶心、记忆力减退、精神紧张、烦躁、手足徐动样运动。

3. 护理措施

(1)详细记录 24h 出入水量,水日需量估算应以患者体重为依据,对标准体重的成年人的计算方法如下。

年轻人:年龄(16~25 岁),40 mL/(kg · d)

成年人:年龄(25~55 岁),35 mL/(kg · d)

长者:年龄(55~65 岁),30 mL/(kg · d)

老年人:年龄(>65 岁),25 mL/(kg · d)

(2)严密观察有无腹胀、神志淡漠、肌肉软弱无力、腱反射减退等表现。

(3)监测血清电解质、动脉血气分析,发现异常立即与医师联系并协助处理。

①等渗性脱水:根据临床表现估计脱水量,治疗应补充等渗氯化钠溶液或平衡盐溶液,同时注意其他电解质和酸碱平衡失调。其计算公式为:

补等渗氯化钠溶液量(L)=(血细胞比容上升值/血细胞比容正常值)×体重(kg)×0.25。

②低渗性脱水:采用含盐溶液或高渗盐水静脉给予纠正体液的低渗状态和补充血容量,首次量可先补给一半。其计算公式:

补钠量(mmol)=[血钠正常值(mmol/L)-血钠观测值(mmol/L)]×体重(kg)×0.6(女性 0.5)。

③高渗性脱水:主要补充水分,不能口服者静脉滴注 5%葡萄糖溶液或 0.45%氯化钠溶液,可分两天补给,当天给补水量的一半,另一半量在次日给予,以免发生水中毒。其计算公式:

补水量(mL)=[血钠测得值(mmol/L)-血钠正常值(mmol/L)]×体重(kg)×4(女性 3,婴儿 5)。

④低钠血症:轻者可静脉输入 5%葡萄糖生理盐水;当血钠<125mmol/L 时,需限制水的摄入,每天为 500 mL,使水分处于负平衡,当低钠血症严重合并有神经症状时,应立即提高血清渗透压,输入 3%高渗盐水,同时应用袢利尿药如呋塞米等,以去除体内潴留的水。其计算公式:

补钠量(mmol/L)=[142(mmol/L)-测出的血钠值(mmol/L)]×体重(kg)×0.6。

⑤低钾血症：治疗时首先明确是急性低钾血症还是慢性低钾血症，在肾功能良好的情况下，成人每天补钾不宜超过100~200 mmol/L，补钾速度一般不宜超过20 mmol/L，如伴有室性心律失常者按1 h补钾40 mmol/L，以控制心律失常。其计算公式：

补氯化钾(g)=[5-血钾测得值(mmol/L)]×体重(kg)×0.0149

补10%氯化钾(mL)=[5-血钾测得值(mmol/L)]×体重(kg)×0.149

(单位换算：g×13.4=mmol；mmol×0.0745=g)

⑥低镁血症：低镁血症患者多不能进食，应采取胃肠外途径给药。可用50%硫酸镁肌内注射或静脉滴注，因镁有直接扩张血管平滑肌作用，在静脉滴注过程中必须监测血压，缓慢静脉滴注。

(九)焦虑

1. 相关因素

患者状况的改变、对环境的适应情况。

2. 临床表现

患者紧张不安、忧郁、悲痛、易激动、治疗不合作。

3. 护理措施

(1)同情、理解患者的感受，和患者一起分析其焦虑产生的原因及表现，并对其焦虑程度做出评价。

(2)主动向患者介绍环境，解释机械通气、监测及呼吸机的报警系统，消除患者的陌生感和紧张感。

(3)在护理患者时应保持冷静和耐心，表现出自信和镇静。

(4)耐心向患者解释病情，对患者提出的问题要给予明确、有效的回答，消除心理紧张和顾虑。

(5)如果患者由于呼吸困难或人工通气不能讲话，可提供纸笔或以手势与患者交流。

(6)限制患者与其他具有焦虑情绪的患者及亲友接触。

(7)加强巡视,了解患者的需要,帮助患者解决问题。

(8)保持环境安静,保证患者的休息。

(9)帮助并指导患者及其家属应用松弛疗法、按摩等。

(十)有感染的危险

1. 相关因素

与意识障碍、建立人工气道进行机械通气有关。

2. 临床表现

体温高于正常,痰量增多,颜色由白色变为黄色。

3. 护理措施

(1)做好人工气道和机械通气的常规护理,如保持气管切开伤口的无菌,气道的湿化、通畅,吸引器及呼吸器的消毒以及密切观察呼吸机的工作状况和详细记录各项数据等。

(2)做好基础疾病治疗的护理配合工作。

(3)进行各项护理操作应严格执行无菌技术。

(4)对昏迷患者,应定时翻身、拍背。

(5)加强口腔护理,防止发生口腔炎和口腔真菌感染。

(6)保持会阴部的清洁,防止泌尿系统感染。

五、健康教育

(一)疾病相关知识宣教

急性呼吸窘迫综合征(ARDS)是一种继发于基础病,以急性呼吸窘迫和低氧血症为特点的综合征。多见于青壮年，在基础病发病后1~3d，出现进行性呼吸窘迫、发绀，而常规氧疗无效，急需机械通气改善呼吸。

(二)心理指导

向患者家属或神志清楚的患者介绍ARDS抢救成功的例子，树立其战胜疾病的信心，促进患者与其家属之间的沟通，减轻患者身心负担。并解释使用呼吸机可帮助渡过难关，说明机械通气引起的不适可逐步适应，向意识清醒的患者说明配合的方法。撤机前应向患者说明其病情已好转，具备自主呼吸能力，撤机是逐步的、安全的，精神紧张会增加撤机困难、延长撤机时间。

(三)饮食指导

抢救时予以鼻饲饮食。人工气道拔除24h后可进食流质饮食，如牛奶稀饭(加肉类)、肉汤等。逐渐过渡到半流质及普食，半流质饮食可选用面条、馄饨、羹类等。第1次进食应先试喝水，不出现呛咳者方可进食。

(四)用药指导

急性期主要由医护人员使用药物，缓解期应遵医嘱用药，使用药物后如出现恶心、消化道出血、腹胀、兴奋及睡眠紊乱、手足麻木、皮肤瘙痒、皮疹等应立即告诉医护人员。

(五)休息与活动

急性期绝对卧床休息，可在床上活动四肢，勤翻身，保证充足的睡眠，缓解期可坐起并在床边活动，逐渐增大活动范围。

(六)特殊行为指导

(1)配合医师接受血气分析的动脉血抽取。

(2)必要时配合接受气管插管及呼吸机辅助呼吸。注意人机同步,机器送气时要主动吸气;反之呼气。头部的转动应轻柔及逐步进行,同时调整呼吸机管道于合适位置,注意防止意外拔管和脱管,以免导致窒息。

(3)学会使用手写板或摇铃的方法与医护人员沟通或呼叫医护人员。

(4)学会咳嗽(清醒患者)的方法:患者坐位,双足着地,身体稍前倾,双手环抱一个枕头(有助于膈肌上升),进行数次深而缓慢的腹式呼吸,深吸气末屏气,然后缩唇(噘嘴),缓慢地经过口腔尽可能呼气(降低肋弓,腹部往下沉);再深吸一口气后屏气3~5 s,身体前倾,从胸腔进行2次或3次短促有力的咳嗽,张口咳出痰液,咳嗽时收缩腹肌,或用自己的手按压上腹部,帮助咳嗽。

(七)出院指导

(1)注意劳逸结合,勿过劳。

(2)注意预防并及时治疗上呼吸道感染。

(3)1个月后复查X线胸片。如出现进行性呼吸困难、发绀应立即就医。

第七章　胸腔积液

胸膜腔是由壁胸膜和脏胸膜所围成的封闭腔隙。正常人的胸膜腔内含有微量的液体,为 5 ~15 mL,对呼吸运动起到润滑作用,其产生与吸收常处于动态平衡状态。若由于全身或局部病变破坏了此种动态平衡,致使胸膜腔内液体形成过快或吸收过缓,临床则产生了胸腔积液(简称胸液)。胸腔积液是内科常见的临床征象,其中恶性胸腔积液是胸腔积液中常见的一种类型,在成人胸腔积液中占 38% ~52%。

一、病因与发病机制

(一)病因

不仅胸膜本身的疾病可引起胸腔积液,邻近胸膜组织的任何疾病或器官异常都可产生胸腔积液。胸腔积液以渗出性胸膜炎最为常见;中青年患者中结核病尤为常见;中老年胸腔积液(尤其是血性胸液)应慎重考虑恶性病变与恶性肿瘤(如肺癌、乳腺癌、淋巴瘤等)向胸膜或纵隔淋巴结转移。根据胸腔积液的性质可分为漏出液和渗出液两大类,具体见图 7-1。

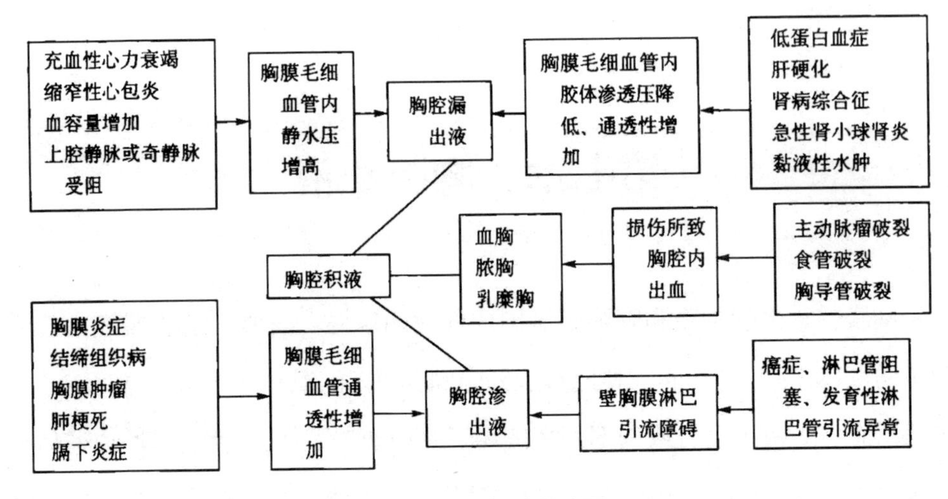

图 7-1　胸腔积液的病因

（二）发病机制

胸液的形成主要取决于壁层和脏层毛细血管与胸膜腔内的压力梯度，有两种反方向的压力促使液体的移动，即流体静水压和胶体渗透压。壁胸膜毛细血管的流体静水压约为 30 cmH_2O，胶体渗透压约为 34 cmH_2O，胸腔内的流体静水压约为-5 cmH_2O，因此两种压力产生的梯度＝流体静水压-胶体渗透压差＝[30-(-5)]-(34-5)＝6 cmH_2O，促使液体从壁胸膜的毛细血管向胸膜腔内移动，而脏胸膜受体循环的支气管动脉和肺循环的肺动脉双重血液供应，且以肺动脉供血为主。肺动脉的流体静水压较低（24 cmH_2O），因此脏胸膜在胸液的形成过程中基本不起作用（图 7-2）。当疾病导致毛细血管静水压增加，血浆胶体渗透压降低，毛细血管通透性增加或淋巴回流受阻时，胸腔积液形成。

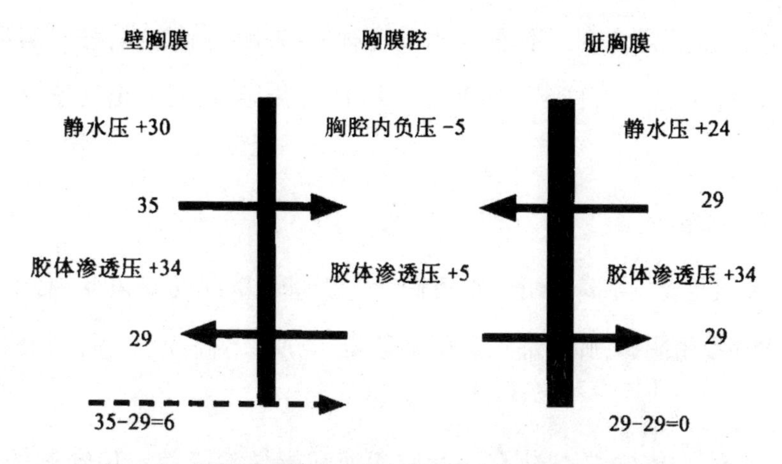

图 7-2　人体正常情况下影响液体进出胸腔膜的压力对比

近年来实验研究，在正常情况下，胸液从壁胸膜体循环毛细血管滤过进入间质，再进入胸膜腔，胸液的回吸收是经过壁胸膜上的淋巴管引流，而不是由脏胸膜毛细血管吸收。病理情况下，炎症、右侧心力衰竭等导致胸液滤过率增加，当其超过胸膜淋巴管引流量时，即产生胸腔积液，为漏出液，当体循环毛细血管的蛋白渗出量增多时，即产生渗出液，此时胸腔积液的转运取决于静水压和胶体渗透压之间的压力梯度。

二、临床表现与诊断

（一）临床表现

1. 症状和体征

（1）积液<300 mL，可无症状，若>500 mL，患者渐感胸闷及活动后气喘，胸液量增多而压迫肺和心血管时症状加重，如气急、呼吸困难、胸闷、心悸。

（2）渗出性胸膜炎在初期时有与呼吸有关的胸痛，呈针刺样，随着液体的增加，胸痛减轻或消失。常伴有干咳和发热。

（3）病初触诊或听诊可发现胸膜摩擦感或胸膜摩擦音，产生积液后，摩擦音(感)消失,有积液体征。体征与积液量有关:患侧胸部饱满,呼吸运动受限,局部叩诊浊音或实音,呼吸音减低或消失,语音传导减弱,甚至气管、纵隔均移向健侧。

2. 辅助检查

(1)X 线检查:胸部 X 线检查可确诊。少量积液时肋膈角变钝,中等量积液可见大片致密阴影,肺底部积液可见患侧“膈肌”升高,改变体位胸腔积液可流动。

(2)超声波检查:是判断有无胸腔积液和指导胸膜腔定位穿刺的主要方法,可见液平段。

(3)胸腔穿刺术和胸腔积液检查:有助于确定胸腔积液的性质和病原,可明确为渗出液或漏出液。1972 年 Light 提出以下三项指标可作为区分界限:①胸液积液蛋白/血清蛋白>0. 5;②胸腔积液 LDH/血清 LDH>0. 6;③胸腔积液 LDH>血清 LDH 正常上限的 2/3。

(4)胸腔镜检查:是诊断胸膜腔疾病最直接、准确、安全、创伤小、并发症少的侵入性手术。

(5)胸膜活检:经皮胸膜活检对鉴别有无肿瘤及判定胸膜肉芽肿性病变有一定帮助。拟诊结核病时,活检标本除做病理检查外,尚可做结核菌培养。脓胸或有出血倾向者不宜做胸膜活检,必要时可经胸腔镜进行活检。

(6)免疫学检查:结核性与恶性胸腔积液时,T 淋巴细胞增多,尤以结核性胸膜炎最为显著,可高达 90%,且以 CD_4^+T 细胞为主。恶性胸腔积液中的 T 细胞功能受抑,其对自体肿瘤细胞的杀伤活性明显较外周血淋巴细胞为低,提示恶性胸腔积液患者胸腔内局部免疫功能呈抑制状态。系统性红斑狼疮及类风湿关节炎引起的胸腔积液中补体 C_3、C_4 成分降低,且免疫复合物的含量升高。

(二)诊断

(1)病史和体征可作为诊断的线索。

(2)进一步做X线检查或超声波检查来确定积液是否存在,明确积液部分及积液量。

(3)进一步行胸腔穿刺抽液及胸膜活检,明确是漏出液还是渗出液。

(4)如仍不能明确诊断,可行胸腔镜检查,观察胸膜表面的病理生理改变。

(5)如诊断不能明确,必要时可考虑局部开胸术并行胸膜活检。

三、治疗原则

胸腔积液为胸部全身疾病的一部分,病因治疗尤为重要。胸液较多者,可在病因治疗的基础上行胸腔穿刺抽液,以减轻患者症状。

(一)治疗原发病

漏出液在纠正病因后常可自行吸收。结核性渗出性胸膜炎应给予抗结核治疗,恶性胸腔积液的最佳治疗方案是进行全身化疗。

(二)胸膜腔穿刺抽液术

胸腔积液量多时,应适当穿刺抽液,减轻对肺组织的压迫;胸腔积液性质待定,穿刺抽液做实验室检查。

(三)胸腔闭式引流术

对于恶性胸腔积液者,胸液生长快,反复穿刺增加患者痛苦,可置胸腔引流管持续排放胸腔积液。

（四）胸膜粘连术

又称为胸膜腔闭锁术，是通过物理、化学或生化的方法使胸膜发生无菌性炎症，致脏胸膜和壁胸膜纤维化，促使胸膜产生粘连而闭锁胸膜腔，以控制胸腔积液再生长。常用药物见表 7-1。

表 7-1　胸膜粘连常用药物分类

类型	药物名称
抗癌药	氮芥、硝卡芥、顺铂、丝裂霉素、多柔比星、平阳霉素
免疫活性药物	短小棒状杆菌疫苗、胞壁佳、肿瘤坏死因子、白细胞介素-2
硬化剂	无菌碘化滑石粉、四环素
其他	榄香烯乳、卡介苗胞壁骨架

四、常见护理问题

（一）舒适的改变：胸痛

1. 相关因素

（1）胸膜炎所致。

（2）胸腔积液压迫致胸膜产生摩擦，刺激胸膜感觉神经末梢。

（3）胸腔闭式引流后管道牵拉。

（4）胸膜粘连术后药物刺激胸膜引起。

2. 临床表现

（1）查体：患侧呼吸运动受限，肋间隙饱满，语颤减弱或消失，心界叩不出，气管、纵隔向健侧移位。

（2）叩诊：积液区呼吸音减弱或消失。

3. 护理措施

(1)观察胸痛的程度,了解患者产生胸痛的原因及疼痛的性质。鼓励患者说出疼痛的部位、范围及程度。

(2)了解患者对胸部疼痛的控制能力、疲劳程度和应激水平。

(3)给予舒适的体位,如端坐位、健侧半卧位。

(4)嘱患者避免剧烈咳嗽、深呼吸,避免剧烈活动或突然改变体位。

(5)保持舒适安静的环境,减少不良刺激,保证患者充分休息。

(6)分散患者注意力,如听音乐、看书等,并指导患者交替使用减轻疼痛的方法。

(7)胸腔闭式引流的护理:①妥善固定导管(图 7-3),保持导管通畅,防止滑脱、扭曲,每天更换引流袋,每班倾倒引流液。更换或倾倒时注意关闭管道,防止空气逸入胸腔。②引流期间保持导管周围皮肤清洁干燥,每周更换敷料2~3次,观察局部皮肤有无红、肿。③指导患者经常更换体位,协助离床活动,以利充分引流,促使肺部早日复张。注意引流袋不可高于伤口,防止逆行感染。④观察并记录引流液的量、色,积液量一次缓慢排出,一般速度不超过 50 mL/min。

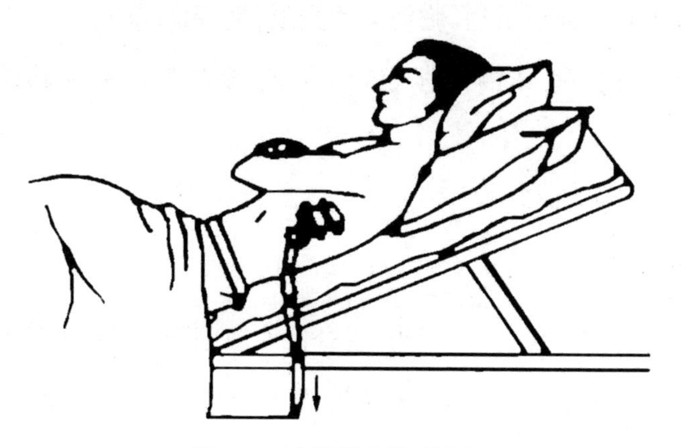

图 7-3 胸腔引流管的固定

(8)胸膜粘连术的护理:①注入粘连剂后,需夹管 4~6 h,每 20~30 分钟变动体位 1 次。体位变动顺序为俯卧—左侧卧—右侧卧,以使药物均匀分布在胸膜面上,然后继续引流。②通常注入粘连剂后,可出现强烈的胸膜无菌性炎症反应,表现为高热、剧烈胸痛等,一般 2~3 d 后缓解。③在胸腔积液引流过程中要注意保持引流管固定牢固,导管连接紧密,防止脱出,在翻身更换体位时尤应注意,避免空气进入胸膜腔。④当 24 h 内引流液<50 mL、无气体排出、液体波动小于 2 cm 且无呼吸困难症状时即可拔管。拔管后应注意保持局部敷料清洁、干燥。咳嗽时用手轻抚切口,以减轻疼痛,避免剧烈咳嗽。⑤加强营养,适当补充蛋白质、热量及水分,以促进机体康复。

(二)气体交换受损

1. 相关因素

(1)胸腔积液过多压迫组织,横膈运动受限。

(2)肿瘤、胸腔积液压迫使胸膜淋巴回流受阻。

(3)过多胸腔积液及胸膜炎致使肺组织弹性功能下降。

2. 临床表现

(1)呼吸困难、心悸、气短,胸壁运动受限,呈端坐呼吸。

(2)胸部患侧饱满,语颤音消失或减少,叩诊出现实音,听诊患侧呼吸音减弱或消失。

(3)气管、纵隔移位。

3. 护理措施

(1)给予舒适的体位,抬高床头,半卧位或健侧卧位,以利呼吸。

(2)遵医嘱吸氧 2~4 L/min,氧浓度为 35%~40%,保持输氧装置通畅,有效给氧。

(3)鼓励患者积极排痰,保持呼吸道通畅,以利呼吸。

(4)指导患者有意识地使用控制呼吸的技巧,如进行缓慢的腹式呼吸,并每天监督指导患者于餐前及睡前进行有效的咳嗽运动,每次 15~30 min。

(5)鼓励患者下床活动,增加肺活量,以防肺功能丧失。

(6)协助医师抽取胸腔积液,减轻患者肺组织受压的程度,同时做好其术前、术后护理。①穿刺部位选择:肩胛下角线第 7~8 肋间或腋中线第 5~6 肋间,必要时超声检查确定穿刺部位。②体位:协助患者反坐靠背椅上,双手平放于椅背上缘(图 7-4A),危重患者可取半卧位,患侧上肢置于头颈部,使肋间隙增宽(图 7-4B)。③注意事项:一次抽液量不宜超过 1000 mL,以防纵隔复位太快,引起循环障碍(复张性肺水肿);穿刺过程中避免患者咳嗽及体位转动,术中如出现连续咳嗽、胸闷、目眩、头晕、面色苍白、出冷汗、心悸、胸部剧痛等情况,应立即停止抽液,并做相应处理;抽液结束后嘱患者卧床休息,观察呼吸、脉搏等情况,穿刺点有无渗血或渗液,3 d 内避免洗澡,防止伤口感染。

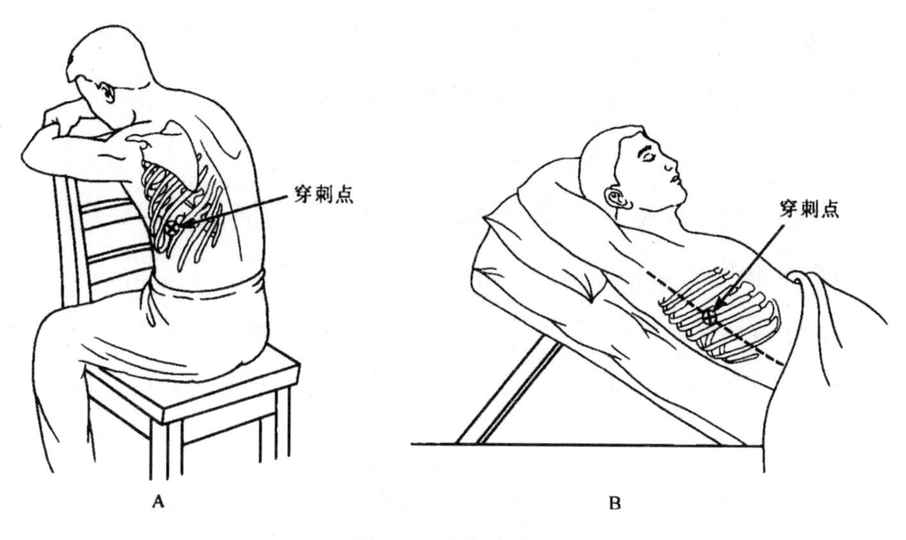

图 7-4　穿刺点选择

A. 坐位时胸腔穿刺点;B. 卧位时胸腔穿刺点

(7)监测动脉血气分析值的改变。

（三）焦虑

1. 相关因素

（1）胸痛、呼吸困难、心悸、气短所致。

（2）对疾病知识缺乏，担心胸腔穿刺手术及其治疗效果。

2. 临床表现

（1）活动耐力逐渐下降，坐立不安。

（2）患者自诉有无助感，缺乏自信，神经过敏，不能放松，预感不幸，并且容易激动，没有耐心。

（3）注意力不集中，健忘，思维易中断。

3. 护理措施

（1）主动向患者及其家属介绍负责医师、护士及其住院环境，建立信任感。

（2）加强与患者沟通，鼓励患者说出焦虑的感受，并对患者表示理解。

（3）了解患者焦虑的程度，并帮助患者降低焦虑水平。

（4）提供安全舒适的环境，使患者感到安全。

（5）谈话时语速要缓慢，态度要和蔼，尽量解答患者提出的各种问题。

（6）尊重患者，允许他保留自己的意见。

（7）耐心向患者解释病情，消除其悲观、焦虑不安的情绪，配合治疗。

（8）当患者进行诊断和手术、检查及各种治疗护理前，耐心做好解释和宣教，消除其焦虑不安的情绪。

（9）指导患者使用放松技巧，如仰视、控制呼吸、垂肩、冷静地思考、改变说话的语音、搓脸、自我发泄等。

（10）必要时遵医嘱使用抗焦虑药，并仔细观察其药物疗效和不良反应。

五、健康教育

（一）疾病知识

正常状态下，胸膜腔仅有微量液体，在呼吸时可减少胸膜间的摩擦。这些微量的胸腔积液并不是静止的，它不断产生也不断被吸收，并保持动态平衡。任何病理情况加速其产生或减少其吸收时，则可使胸膜腔内的液体增多，造成胸腔积液。

（二）心理指导

此类患者病程长，呼吸困难、疼痛明显，尤其是癌性胸腔积液，身心都将承受痛苦和压力，因此常有焦虑、急躁的情绪，要多与患者沟通、交谈，增加信任感，向患者说明胸腔积液产生的原因，鼓励患者增强信心，消除不良心理，积极配合治疗。

（三）出院指导

（1）给予高蛋白、高维生素、高热量、营养丰富的食物。

（2）如有胸痛，可服用镇痛药，注意调整自己的情绪和行为，并采取减轻疼痛的合适卧位，如症状仍未缓解，应及时就诊。

（3）保持心情舒畅，情绪稳定，安排好生活起居，适当进行户外活动。

（4）每2个月复查1次胸腔积液。

第八章　睡眠呼吸暂停综合征

睡眠呼吸暂停综合征(sleep apnea syndrome,SAS)是指各种原因导致睡眠状态下反复出现呼吸暂停和(或)低通气,引起低氧血症、高碳酸血症,从而使机体发生一系列病理生理改变的临床综合征。SAS 患者在每晚 7h 的睡眠过程中,呼吸暂停及低通气反复发作在 30 次以上,或睡眠呼吸暂停低通气指数(apnea hypopnea index,AHI)(即平均每小时睡眠中的呼吸暂停加上低通气次数)≥5 次/小时。病情逐渐发展可出现肺高压、肺源性心脏病、呼吸衰竭、高血压、心律失常等严重并发症,SAS 分类见表 8-1。

表 8-1　SAS 分类

分类	表现
阻塞性睡眠呼吸暂停综合征(obstructive sleep apnea syndrome,OSAS)	鼻和口腔无气流,但胸腹式呼吸依然存在
中枢性睡眠呼吸暂停综合征(central sleep apnea syndrome,CSAS)	鼻和口腔气流与胸腹式呼吸运动同时暂停
混合性(mixed type)睡眠呼吸暂停综合征	在一次呼吸暂停的过程中,开始出现中枢呼吸暂停(或阻塞性呼吸暂停),继之出现阻塞性呼吸暂停(或中枢性呼吸暂停)

一、病因与发病机制

(一)病因

1. OSAS

多数有神经系统或运动系统的病变,如 Ondine curse 综合征、脊髓灰质炎、脑炎后遗症、膈肌的病变、肌强直性营养不良、重症肌无力。

2. CSAS

多数有上呼吸道特别是鼻、咽部狭窄的病理基础,如鼻中隔偏曲、鼻息肉等引起鼻部狭窄;咽部狭窄,如扁桃体肥大、咽部松弛、腭垂(悬雍垂)过长等,舌体肥大、舌根部肿瘤、舌后坠等引起咽腔狭窄;颌面部发育畸形,如小颌畸形等;肥胖。小儿多由于扁桃体肥大及腺样体肥大引起。

(二)主要危险因素

(1)肥胖:体重超过标准体重的 20%或体重指数(body mass index,BMI)≥ $25kg/m^2$。

(2)年龄:成年后随年龄增长患病率增加;女性绝经期后患病者增多,70 岁以后患病率趋于稳定。

(3)性别:男性患病者明显多于女性。

(4)家族史。

(5)长期大量饮酒和(或)服用镇静催眠药物。

(6)长期大量吸烟。

(三)发病机制

本病发病机制见图 8-1。

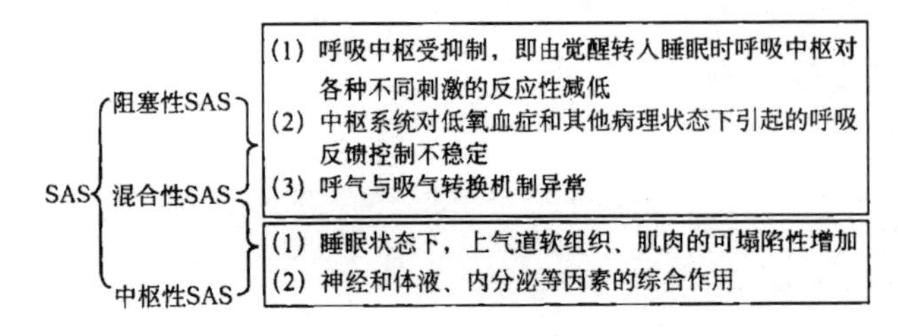

图 8-1　SAS 的发病机制

二、临床表现与诊断

(一)临床表现

阻塞性睡眠呼吸暂停的诊断并不困难,症状典型,而且主要的危险因素相对明显,有睡眠呼吸暂停的患者有白天和夜间的症状,主要有以下表现:大声、习惯性打鼾;目击的呼吸暂停;夜间唤醒;睡眠期间的窒息发作;夜尿,不能恢复精力的睡眠、晨起头痛;白天过度嗜睡;交通和(或)工作相关的事故;易激怒、记忆力差、性格改变。

(二)诊断

1. 一般诊断

流程见图 8-2。

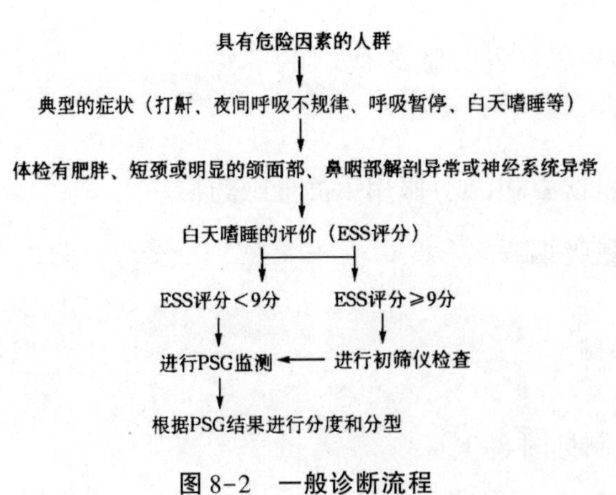

图 8-2　一般诊断流程

2. 诊断

阻塞性睡眠呼吸暂停综合征还需要通过多导睡眠图来诊断。当患者在睡眠时,记录各种信号,包括脑电、眼动、肌电、呼吸气流、呼吸努力、动脉氧饱和度、鼾声、心电图、下肢肌电,根据这些记录,评测呼吸暂停、低通气和与鼾声相关的微觉醒等。

诊断标准如下:

(1)推测诊断:病史、体征和入睡后观察15 min以上。

(2)明确诊断:多导睡眠图(图8-3),包括脑电图、眼动图、肌电图、心电图、鼻和口腔气流、胸腹式呼吸、脉搏、血氧饱和度。

(3)其他检查方法:X线、CT、MRI、鼻咽镜。

(4)阻塞性睡眠呼吸暂停分度:见表8-2。

表8-2　SAS的病情分度

病情分度	AHI(次/小时)	夜间最低 SaO_2(%)
轻度	5~20	85~89
中度	21~40	80~84
重度	>40	<80

三、治疗原则

1. 减少危险因素的治疗

对患有高血压、心脑血管疾病者,应积极对症治疗。降低血压,消除心律失常,控制血糖。纠正引起OSAS或使之加重的基础疾病,如应用甲状腺素治疗甲状腺功能减退症等。

2. 一般性治疗

对每一位 OSAS 患者均应进行多方面的指导,包括减肥、控制饮食和体重、适当运动,戒酒、戒烟、停用镇静催眠药物及其他可引起或加重 OSAS 的药物;侧卧位睡眠;适当抬高床头;白天避免过度劳累。

3. 口腔矫治器

适用于单纯鼾症及轻度的 OSAS 患者(AHI<15 次/小时),特别是有下颌后缩者。对于不能耐受 CPAP、不能手术或手术效果不佳者可以试用。禁忌证是患有颞颌关节炎或功能障碍者。优点是无创伤、价格低;缺点是由于矫正器性能不同及不同患者的耐受情况不同,效果也不同。

4. 气道内正压通气治疗

包括持续正压通气(CPAP)和双水平气道正压通气(BiPAP),以经口鼻 CPAP 最为常用。如合并慢性阻塞性肺疾病(COPD)即为重叠综合征,有条件者可用 BiPAP(表 8-3)。

表 8-3 BiPAP 的原理及适应证

原理	提供一个生理性压力支撑上气道,以保证睡眠时上气道的开放
适应证	①OSAS,特别是 AHI 在 20 次/小时以上者;②严重打鼾;③白天嗜睡而诊断不明者可进行试验性治疗;④OSAS 合并 COPD 者,即重叠综合征;⑤OSAS 合并夜间哮喘者
以下情况慎用	①胸部 X 线或 CT 检查发现肺大疱;②气胸或纵隔气肿;③血压明显降低(血压低于 90/60 mmHg),或休克时;④急性心肌梗死患者血流动力学指标不稳定者;⑤脑脊液漏、颅脑外伤或颅内积气;⑥急性中耳炎、鼻炎、鼻窦炎感染未控制时

5. 外科治疗

条件许可的情况下,应按“两步走”的方式进行手术治疗。我国最常用的手术方式是腭垂腭咽成形术(UPPP)及其改良手术,如pillar生物钉手术,但是这类手术仅适合于上呼吸道口咽部阻塞(包括咽部黏膜组织肥厚、咽腔狭小、腭垂肥大、软腭过低、扁桃体肥大)并且AHI<20次/小时者;肥胖者及AHI>20次/小时者均不适用。对于某些非肥胖儿口咽部阻塞明显的重度OSAS患者,可以考虑在应用CPAP治疗1~2个月后,其夜间呼吸暂停及低氧已基本纠正的情况下试行UPPP治疗,但手术后需严密随访,一旦失败应立即恢复CPAP治疗。对于严重的OSAS患者由于无法适应CPAP或BiPAP,或不适于行UPPP,或为防止UPPP及其他外科手术时发生意外可考虑进行气管造口。

6. 药物治疗

主要是通过改变睡眠结构和呼吸的神经控制功能,疗效尚不肯定,且有不同程度的不良反应,如黄体酮、肺达宁、抗抑郁药物丙烯哌三嗪及氨茶碱。

7. 合并症治疗

合并高血压应注意控制血压;合并冠心病者应给予扩冠治疗及其他对症治疗。

四、常见护理问题

(一)睡眠型态紊乱

1. 相关因素

与患者夜间憋醒、白天嗜睡导致睡眠周期改变有关。

2. 临床表现

白天嗜睡(Epworth嗜睡量表见表8-4),疲乏无力,睡眠过程中反复出现呼吸停止现象而多次易惊醒或被憋醒、睡眠时出现异常动作(周期性腿动和不安腿综合征)。

表 8-4 Epworth 嗜睡量表

在以下情况有无瞌睡的可能性	从不(0 分)	很少(1 分)	有时(2 分)	经常(3 分)
坐着阅读时				
看电视时				
在公共场所坐着不动时(如在剧场或开会)				
长时间坐车时中间不休息(超过 1h)				
坐着与人谈话时饭后休息时(未饮酒时)				
开车等红绿灯时				
下午静卧休息时				

注:Epworth 嗜睡量表,8 种情况的分数相加,总分在 0~24 分,总分>6 分:瞌睡;总分>10 分:非常瞌睡;总分>16 分:有危险性的瞌睡。

3. 护理措施

(1)避免服用镇静催眠药物及肌肉松弛药,勿饮酒、吸烟,如有局部气道解剖性狭窄以及肥大的扁桃体和腺样体等,应及时就医治疗。

(2)保持周围环境安静,病室内温度舒适,被子厚度合宜。

(3)建立比较规律的活动和休息时间表:①在病情允许的情况下适当增加白天的身体活动量。②尽量减少白天的睡眠次数和时间。夜间合理安排护理措施,尽量集中进行,护士说话、走路、操作、关门等动作应轻柔,尽量避免不必要的打扰。

(4)督促患者取右侧卧位,对不具备 CPAP 呼吸机治疗条件者遵医嘱宜采取夜间持续吸氧,预防及减轻低氧血症。

(5)饮食:避免暴饮暴食,晚餐不宜过饱。肥胖者应减肥,保持鼻腔通畅。

(6)促进睡眠的措施:①减少睡前的活动量;②睡前喝一杯热牛奶,避免饮咖啡、浓茶;③热水泡脚、洗热水澡、背部按摩等;④听轻音乐;⑤指导患者使用放松技术,如缓慢地深呼吸,全身肌肉放松等;⑥限制晚间饮水量。

(二)知识缺乏

1. 相关因素

缺乏特定睡眠呼吸暂停的相关知识及对自身疾病现状不了解。

2. 临床表现

否认患有此疾病,忽略、不重视,表现为漫不经心,自认为只是打鼾引起的,不严重,未及时就医治疗。

3. 护理措施

(1)评估患者及其家属对呼吸暂停综合征的认识程度和接受知识的能力。向患者及其家属讲解此病的发病机制、症状、不良后果及有关危险因素。

(2)教育患者了解睡眠监测的检查方法、过程和注意事项,指导患者按实验要求配合检查以确保实验结果的可靠性。

①心理护理:为了提高患者对此项检查的了解程度,消除紧张情绪,可先简明地介绍检查的方法及过程,告知此检查是无痛苦、无风险的,消除患者的顾虑,增加患者接受正确监测的顺从性。②检查前注意事项:预约检查的患者均发放“睡眠监测注意事项”,并详细讲解。嘱患者监测前要做好个人清洁工作,头发、面部要仔细清洗,减少油脂残留,女士不要化妆,不要佩戴各种首饰,男士剃须,以免电极脱落和干扰监测结果,不要涂指甲油,以免影响血氧饱和度的判断。③监测当天不要午睡,或缩短午睡时间,有睡前饮茶、咖啡及酒类等饮料习惯的人不必绝对禁止,但要酌情减量,有睡前服镇静催眠药习惯者可改服思诺

思，因此药可诱导睡眠但不影响睡眠结构，若因环境或连接电极不适原因而入睡困难者也可服用此药，可自带宽松的睡衣及拖鞋，监测前减少饮水量，避免起夜。④提供舒适的监测睡眠环境。

(3)体位训练：抬高患者的头部和胸部。采用与水平成30°~40°角的睡姿，或采用活动躺椅，或采用特殊的枕头固定头姿，再者使用只能侧卧的高背沙发能取得较好的效果。

(4)减肥：患者体重减轻10%，呼吸暂停次数减少50%。告知患者坚持锻炼，饮食清淡。

(5)预防：对患有鼻炎、鼻窦炎、感冒等上呼吸道疾病者应及时治疗，解除呼吸道阻塞情况，保持鼻腔、气道通畅。

(6)药物知识：为患者讲解常用药物的作用及不良反应(表8-5)。

表8-5　常用药物的作用及不良反应

药名	作用	不良反应
氨茶碱(aminophylline)	兴奋呼吸中枢，对脑干损害引起的睡眠呼吸暂停有效	头晕、心悸、心律失常，甚至血压剧降、谵妄、惊厥
乙酰唑胺(acetazolamide)	增加颈动脉体活动	四肢麻木、食欲欠佳、困倦
甲羟孕酮	兴奋呼吸中枢，增加通气	性欲减退，体液潴留
普罗替林(protriptyline)和氯米帕明(clomipramine)	抗抑郁药，对抑制快速动眼睡眠(REM睡眠)有效，可减轻REM睡眠时出现的呼吸暂停和低氧血症	口干，尿潴留，心律失常

(7)呼吸肌训练：呼吸运动可以强化横膈呼吸肌，增强呼吸肌肌力和耐力，改善低通气。①腹部呼吸：平躺，双手平放在身体两侧，膝弯曲，脚平放于地板上；用鼻连续吸气，但胸部不扩张；锁紧双唇，慢慢吐气直到吐完；重复以上动作10次。②向前弯曲运动：坐在椅子上，背伸直，头向前倾，双手放在膝上；由鼻

吸气，扩张上腹部，胸部保持直立不动，由口将气慢慢吹出。③侧扩张运动：坐在椅上，将手掌放在左右两侧的最下肋骨，吸气，扩张下肋骨，然后由嘴吐气，收缩上胸部和下肋骨；用手掌下压肋骨，可将肺底部的空气排出；重复以上动作10次。

(8)及时与患者家属沟通：当患者出现响亮而不均匀的打声，睡眠过程中出现呼吸停止现象、睡眠时异常动作，白天嗜睡、疲乏无力，头脑昏昏沉沉，夜间遗尿，晨起口干、头痛、头晕等时应及时就医，并注意喘鸣(咽、喉或气管异常声音)，喘鸣意味着机体即将发生呼吸暂停和猝死的警告。

(9)告知患者戒酒的意义，因为乙醇通过舌下神经，选择性降低呼吸道扩张肌的活性，降低上呼吸道扩张肌对低氧和高碳酸血症的反应性，从而使上呼吸道发生闭合和萎陷，而且乙醇还能抑制觉醒反应，所以患者应戒酒，对嗜酒成性者，要限制饮酒量，同时保证在睡前3 h内不饮酒。

(三)有受伤的危险

1. 相关因素

与患者夜间睡眠行为异常有关。

2. 临床表现

表现为惊叫、夜游。

3. 护理措施

(1)加强巡视，密切观察患者的睡眠中有无异常行为的发生。

(2)如发现异常行为，夜间应给予陪护。

(3)夜间为患者加防护栏保护，睡眠时头部用枕头保护。

(4)给予患者安全的环境，留有夜灯照明。

(四)个人应对能力失调

1. 相关因素

与睡眠质量降低导致神经系统功能失调,疲乏,性格、能力改变有关。

2. 临床表现

反应迟钝、个性改变,记忆、判断、警觉和抽象推理能力下降,以注意力、解决复杂问题的能力和短期记忆力损害最为明显。口语流利程度、操作和运动能力下降。

3. 护理措施

(1)护士应重视心理疏导,经常与患者沟通,与患者共同探讨控制情绪和减轻压力的方法,指导和帮助患者处理突发事件,指导患者学会进行自我心理调节,增强应对的能力。

(2)应与家属多交流,增强患者的社会支持能力;要理解患者现状,应多关心、爱护患者,给予患者心理支持,增强其治疗疾病的信心。

(3)指导患者尽量不要从事一些需长时间集中精力的工作,如长途驾驶。

(五)潜在并发症:心绞痛、心肌梗死、顽固性高血压、脑血栓

1. 相关因素

(1)与频繁发生心肌缺血和血氧饱和度下降有关。

(2)与 OSAS 患者随睡眠时反复发作的呼吸暂停,伴随的低氧血症、高碳酸血症,通过反馈机制,刺激主动脉弓和主动脉体的化学感受器,影响脑干及心血管中枢,使得交感神经张力增加有关。

(3)与睡眠呼吸暂停造成低氧,刺激骨髓,使得红细胞产生增多发生红细胞增多症,血液黏度增加、血液流动性降低有关。

2. 临床表现

反复出现呼吸暂停现象，动脉血氧饱和度仅30%左右，动脉血气分析异常，血压升高，重者出现脑缺氧，以致昏迷、抽搐甚至死亡。

3. 护理措施

（1）密切观察病情变化，夜间应加强巡视，除观察呼吸运动外还应警惕脑血管病及心脏疾病的发生。

（2）住院患者在治疗前、吸氧、气道持续加压（CPAP）呼吸机治疗的不同状态下，可进行整夜多导睡眠仪（PSG）监测并进行分析，在SAS整夜呼吸紊乱中，零点以后其危险因素大大增加，出现严重低氧血症，血压升高，心律失常，尤其是呼吸暂停时间延长、次数增加，应加强巡视，密切监测血压、心率、呼吸等生命体征的变化。

（3）睡眠时嘱患者侧卧位，遵医嘱吸氧，以改善低氧血症。有条件者可以进行CPAP呼吸机治疗，使呼吸调节障碍得到明显的改善。

（4）平时可指导患者进行呼吸肌训练，增加呼吸肌肌力和耐力，从而增加通气能力，改善低通气。

五、健康教育

（一）心理指导

部分患者发病前心情开朗，发病后因为睡眠紊乱导致日间反应迟钝、个性改变，情绪紧张、焦虑，护士应经常与患者沟通，做好心理疏导，并与家属交流，给予患者社会支持。

（二）饮食指导

食物宜清淡，制订相应的减肥计划，指导患者有效地减肥，进行合理的饮食搭配,提倡低脂肪、适量蛋白质饮食。糖类不可过多限制,因为糖类提供锻炼时肌肉所需要的能量,而且还是纤维素的一个极好来源。纤维素能够加速食物通过消化道,减少热量和脂肪的吸收,使胰岛素水平稳定,抑制脂肪的储存,以及降低血脂的水平。

(三)用药指导

为患者讲解常用药物的作用及不良反应。

氨茶碱(aminophylline)作用是兴奋呼吸中枢,对脑干损害引起的睡眠呼吸暂停有效,不良反应是头晕、心悸、心律失常,甚至血压剧降、谵妄、惊厥;乙酰唑胺(acetazolamide)作用是增加颈动脉体活动不良反应是四肢麻木、食欲欠佳、困倦;等等。

(四)休息与活动指导

(1)睡觉时应尽量取右侧卧位。将床头摇高,头部抬高 10 cm,家里的床可在床头的床脚下垫砖等,也可试着在晚上戴颈兜,这样可使颏部前伸,避免使用使颈部屈曲的厚枕头。

(2)冬季气候干燥,易发生呼吸道炎症,从而加重呼吸道阻力,导致睡眠呼吸障碍加重,因此应保持房间湿度,外出注意保暖,防止感冒。

(3)鼓励患者早期下床活动,并告知患者出院后做轻柔持久的有氧运动,才能有效地消耗多余的脂肪,如慢跑、散步、骑自行车、游泳、打太极拳等。活动的要求:①有足够的氧气,最好在室外;②每次坚持 30~60 min;③运动时心率小于 150 次/分。不宜做运动的时间有饥饿时、饭前、睡觉前。

(五)出院指导

(1)改善睡眠环境。

(2)合理休息,尽量减少白天的睡眠,适当运动。

(3)进食富含蛋白质、维生素的清淡饮食,少量多餐。

(4)正确服药,注意药物的不良反应。

(5)定期门诊随访,预防心脑血管病的发生。

第九章　肺部感染

呼吸系统的结构精细复杂，包括鼻、咽、喉、气管、支气管、肺、胸膜及胸膜腔等。呼吸系统的任何部位均可发生感染，气管以上部位的感染可统称为上呼吸道感染；支气管及其以下部位的感染可统称为下呼吸道感染，下呼吸道感染习惯上也称为肺部感染。其病原微生物种类繁多，按其结构、组成等差异可分为3大类(图9-1)。在我国，以细菌感染性疾病最为常见。

微生物
- 非细胞型微生物——病毒
- 原核细胞型微生物---细菌、支原体、衣原体、立克次体、螺旋体、放线菌
- 真核细胞型微生物——真菌、原虫

图9-1　微生物分类

第一节　急性气管-支气管炎

一、病因与发病机制

(一)病因

1. 感染

常见致病细菌为流感嗜血杆菌、肺炎球菌、链球菌、葡萄球菌等。

2. 物理、化学因素

过冷空气、粉尘、刺激性气体或烟雾(如二氧化硫、二氧化氮、氨气、氯气等)的吸入。

3. 变态反应

花粉、有机粉尘、真菌孢子等的吸入;钩虫、蛔虫的幼虫在肺移行;对细菌蛋白质的过敏等。

(二)发病机制

由病毒、细菌直接感染,也可因急性上呼吸道感染的病毒或细菌蔓延,在机体气管-支气管防御功能受损时发病。也可由于吸入某些过敏物质如花粉、刺激性气体等,引起气管-支气管的过敏炎症反应。

二、临床表现

(一)病史

有急性上呼吸道感染史。

(二)症状和体征

(1)初期表现为急性上呼吸道感染症状,全身症状轻微,早期干咳或咳少量黏液性痰,2~3d 后可转为黏液脓性痰,量增多,在晨起时或夜间咳嗽常常较为显著,咳嗽剧烈时伴有恶心、呕吐及胸部、腹部肌肉疼痛。

(2)如支气管发生痉挛,可有哮鸣音和气急。

(3)体检两肺呼吸音粗糙,可有散在干、湿啰音,啰音部位常不固定,咳痰后可减少或消失。

(4)4~5d 全身症状消退,咳嗽和咳痰可延续 2~3 周才消失。

(三)实验室检查

白细胞计数和分类多无明显改变。细菌性感染时白细胞计数和中性粒细胞比例均升高。

(四)辅助检查

X 线胸片检查大多数正常或肺纹理增粗。

三、治疗原则

急性气管-支气管炎的主要临床特征为持久和严重的咳嗽,影响患者的休息和工作,其治疗原则是控制感染、祛痰、止咳、解痉、平喘和增强机体的免疫功能。

(一)一般治疗

注意休息和保暖,多饮水。

(二)对症治疗

患者有全身症状时,给予补充液体和应用退热药物。适当使用镇咳药物,对久咳不愈的患者,必要时使用可待因。痰量较多或痰稠不易咳出时可应用祛痰药,如氨溴索或溴己新,也可用雾化疗法帮助祛痰。对有家族史者,如查体发现哮鸣音,可吸入支气管扩张药如喘乐宁等。

(三)抗菌药物治疗

研究表明,抗生素与支气管扩张药的疗效是一致的,对缓解症状并无显著性差别,在治疗时应避免滥用抗生素。如果出现发热、脓性痰和重症咳嗽时,根据感染的病原体,可选用抗菌药物治疗,如红霉素、克拉霉素、阿奇霉素等,一般口服有效。

四、常见护理问题

(一)睡眠型态紊乱

1. 相关因素

咳嗽、咳痰频繁;环境刺激。

2. 临床表现

患者主诉睡眠差;晨起精神萎靡,白天昏昏欲睡;咳嗽、咳痰。

3. 护理措施

(1)观察患者日常的睡眠型态及扰乱睡眠的相关因素。

(2)提供有助于休息的睡眠环境,避免大声喧哗,保持周围环境的安静、舒适。

(3)注意保暖,避免受凉,避免尘埃和烟雾等刺激,以免诱发咳嗽。

(4)避免饮用浓茶、咖啡等饮料,禁食辛辣刺激性食物。

(5)指导患者促进睡眠或入睡的方式:睡前喝牛奶、热水泡足、听音乐等。

(6)有计划地安排护理活动和治疗,尽量减少对患者睡眠的干扰。

(7)护士做到四轻:说话轻、走路轻、关门轻、操作轻。

(8)必要时按医嘱使用镇咳药(表9-1)、镇静催眠药,观察药物疗效及不良反应。

表9-1　常用镇咳药

药物	制剂	药理及应用	注意
可待因(甲基吗啡)	30 mg	直接抑制延髓的呼吸中枢,适用于各种原因引起的剧烈咳嗽	不宜用于多痰患者,长久服用易耐受和成瘾

续 表

药物	制剂	药理及应用	注意
醋氢可待因（乙酰可待因）	5mg	中枢性镇咳药，作用比可待因强约 4 倍，镇痛作用次于吗啡，仅应用于可待因无效的严重咳嗽	可见有呕吐
羟蒂巴酚（羟甲吗啡）	2mg	强效中枢镇咳药，镇咳作用强于可待因，呼吸抑制作用和成瘾性比可待因弱，用于各种原因引起的干咳	不良反应有口干、恶心、呕吐、头晕、嗜睡等
喷托维林（咳必清）	25mg	为非成瘾性镇咳药，镇咳作用强度约为可待因的 1/3，大剂量对支气管平滑肌有解痉作用，用于上呼吸道感染引起的干咳和儿童的百日咳	偶有轻度头晕、口干、恶心、腹胀等阿托品样作用，青光眼患者慎用
苯丙哌林（咳快好）	20mg	为非麻醉性镇咳药，镇咳强度较可待因强 2~4 倍，既是中枢性镇咳药，又是外周性镇咳药，但不抑制呼吸，未发现耐受性及成瘾性	偶见口干、胃部烧灼感、乏力、头晕和药疹，对本品过敏者禁用，服用时不能嚼碎，以免引起口腔麻木
右美沙芬（美沙芬）	15mg	为中枢性镇咳药，镇咳作用与可待因相等或略强，主要用于干咳，适用于感冒、急性或慢性支气管炎、支气管哮喘、咽喉炎、肺结核及其他上呼吸道感染时的咳嗽	偶有头晕、轻度嗜睡、口干、便秘等反应，痰多患者慎用，长期服用无成瘾性
依普拉酮（易咳嗪）	40mg	主要作用于咳嗽中枢，也兼有末梢性镇咳作用。镇咳强度约为可待因的 2 倍，无成瘾性。其适用于急、慢性支气管炎，肺炎，肺结核等	偶有头晕、口干、恶心、胃部不适等反应
二氧丙嗪（克咳敏）	5mg	具有较强的镇咳作用，镇咳强度为本品 10mg 相当于可待因 15mg，可用于急、慢性支气管炎及各种疾病引起的咳嗽	偶见困倦、嗜睡，无成瘾性和耐受性

续　表

药物	制剂	药理及应用	注意
福米诺苯（胺酰苯吗啉）	80mg	强效镇咳药，作用与可待因相仿，在抑制呼吸中枢的同时，具有呼吸中枢兴奋作用，适用于各种原因引起的慢性咳嗽及呼吸困难和小儿百日咳	大剂量时可使血压降低，服药后起效快，无成瘾性
苯佐那酯（退嗽）	50mg	为外周镇咳药，镇咳效果较可待因略差，但不抑制呼吸，常用于各种原因引起的刺激性咳嗽	轻度嗜睡、胸部紧迫感、麻木等反应，口服时勿嚼碎，以免引起口腔麻木

（二）清理呼吸道无效

1. 相关因素

与痰液黏稠、咳嗽无力、咳嗽方式无效、年老体弱等有关。

2. 临床表现

咳嗽、咳痰费力，不易咳出，喉部有痰鸣音；精神差，焦虑不安。

3. 护理措施

（1）观察痰液颜色、性状、量、气味及其咳嗽的频率、程度。

（2）改善环境，保持空气流通，温湿度适宜。

（3）给予高蛋白、富含维生素饮食，多饮水，每天饮水量>1500 mL，以利痰液稀释。

（4）指导有效咳嗽。

（5）胸部叩击与胸壁振荡。

（6）湿化呼吸道：适用于痰液黏稠不易咳出者。使用压缩空气雾化或超声雾化、氧气驱动雾化吸入，指导患者正确的雾化吸入疗法。

(7)按医嘱留取新鲜痰标本进行培养和药敏试验,并根据药敏试验使用抗生素,观察药物疗效及不良反应。

(三)有感染的危险

1. 相关因素

与痰液潴留、呼吸道防御系统受损有关。

2. 临床表现

体温升高>37.5 ℃,白细胞数升高;咳嗽、咳痰加剧,痰液黏稠且有脓性分泌物,或痰呈黄色或黄绿色;呼吸困难。

3. 护理措施

(1)保持病室空气新鲜,每天通风 2 次,每次 15~30 min,并保持适宜的温度、湿度。

(2)鼓励患者有效地咳嗽,及时咳出痰液和呼吸道分泌物,避免痰液潴留。

(3)接触患者前后要洗手,减少感染因素。

(4)嘱患者进食高热量、高蛋白、高维生素、易消化的饮食,增强机体抵抗力,同时多饮水,促进毒物排泄。

(5)观察患者的体温变化和肺部感染表现。

五、健康教育

(1)坚持有规律、合理的身体锻炼,坚持冷水浴、冷水洗脸,提高机体预防疾病能力及对寒冷的适应能力,增强体质。坚持群众性的体育活动,如体操、养生功等。

(2)注意保暖,防止感冒,是预防急性气管-支气管炎的有效措施。

(3)做好个人防护,避免受凉、淋雨、过度疲劳、吸烟等诱发因素和吸入过敏原,吸烟者戒烟。

(4)改善劳动环境卫生,防止空气污染。在感冒流行季节,尽量少去公共场所,防止交叉感染。

第二节　肺　炎

肺炎是一种常见的、多发的感染性疾病,是指肺泡腔和间质组织的肺实质感染。

一、肺炎的分类

(一)按感染来源分类

(1)细菌性肺炎:占成人各类病原体肺炎的80%,其重要特点是临床表现多样化、病原谱多元化、耐药菌株不断增加。

(2)真菌性肺炎:真菌引起的疾病是真菌病,肺部真菌病占内脏深部真菌感染的60%以上,大多数为条件致病性真菌,以念珠菌和曲霉菌最为常见,除了可由多种病原体引起外,其他如放射性因素、化学因素、过敏因素等亦能引起肺炎。

(3)非典型肺炎:是指由支原体、衣原体、军团菌、立克次体、腺病毒以及其他一些不明微生物引起的肺炎。

(二)按获病方式分类

(1)医院获得性肺炎:亦称为医院内肺炎,是指患者入院时不存在、也不处于感染的潜伏期,入院48h后在医院(包括老年护理院、康复院)内发生的肺炎。我国医院获得性肺炎发病率为1.3%~3.4%,是第一位的医院内感染(占29.5%)。

(2)社区获得性肺炎:又称为院外肺炎,是指在医院外罹患的感染性肺实质炎症,包括有明确潜伏期的病原体感染而在入院后平均潜伏期内发病的肺炎。

(三)按解剖部位分类

可分为大叶性肺炎、小叶性肺炎和间质性肺炎。

二、病因与发病机制

(一)病因

(1)健康人体对病原微生物具有较强的抵抗力,当患者出现机体免疫力下降时可造成病原微生物的条件致病。

①免疫功能受损:受寒、饥饿、疲劳、醉酒、昏迷、毒气吸入等。

②患者有基础疾病:肺结核、恶性肿瘤、糖尿病、营养不良、烧伤等。

③长期大量使用广谱抗生素。

④使用肾上腺皮质激素/免疫抑制药、放射治疗或化学治疗后、器官移植、导管插管等情况。

⑤进入下呼吸道的病原菌毒力较强或数量较多时,感染发病。

(2)医院获得性肺炎的产生,其危险因素除了有宿主因素外,还包括医源性因素,如长期住院或长期住 ICU;进行机械通气;人工气道;长期经鼻咽腔留置胃管;曾接受抗生素、糖皮质激素或免疫抑制药治疗;使用 H_2 受体拮抗药等。

(二)发病机制

微生物在肺内的感染途径可分为 3 种类型。

1. 内源性感染

口咽部定植菌吸入,即正常人口腔和上呼吸道寄生的微生物进入下呼吸道导致感染,是肺炎最重要的发病机制。

2. 外源性感染

带菌气溶胶吸入,即患者吸入带菌的粉尘引起感染。

3. 继发性感染

体内其他部位已存在感染,经过血行或淋巴系统播散至肺,或者邻近气管的感染直接蔓延侵犯肺。

三、临床表现与诊断

(一)临床表现

1. 症状和体征

肺炎因病因不同,起病急缓,痰液性质,并发症(末梢循环衰竭、胸膜炎或脓胸、菌血症等)有无等可有不同,但其有很多的共同表现(表9-2),需要指出的是肺炎的临床表现、实验室和影像学所见对HAP的诊断特异性甚低,尤其应注意排除肺不张、心力衰竭和肺水肿、基础疾病肺侵犯、药物性肺损伤、肺栓塞和成人型呼吸窘迫综合征等。粒细胞缺乏、严重脱水患者并发HAP时X线检查可以阴性,卡氏孢子虫肺炎有10%~20%的患者X线检查完全正常。当出现重症肺炎症状时,需密切观察,积极救治。

表 9-2 肺炎与重症肺炎的临床表现

分类	临床表现
肺炎	(1)新近出现咳嗽、咳痰或原有呼 吸道疾病症状加重,并出现脓性痰,伴或不伴胸痛 (2)发热 (3)肺实变体征和(或)湿啰音 (4)WBC>10×10^9/L 或<4×10^9/L,伴或不伴核左移 (5)胸部 X 线检查显示片状、斑片状浸润性阴影或间质性改变,伴或不伴胸腔积液
重症肺炎	(1)意识障碍 (2)呼吸频率>30 次/分 (3)PaO_2<60 mmHg, PaO_2/FiO_2<300,需行机械通气 (4)血压<90/60 mmHg (5)X 线胸片示双侧或多肺叶受累,或发病 48h 内病变扩大≥50% (6)少尿:尿量<20 mL/h,或<80 mL/4h,或急性肾衰竭需要透析治疗

2. 典型的症状和体征

金黄色葡萄球菌肺炎为黄色脓性痰;肺炎链球菌肺炎为铁锈色痰常伴口唇单纯疱疹;肺炎杆菌肺炎为砖红色黏冻样痰;铜绿假单胞菌肺炎呈淡绿色痰,厌氧菌感染痰常伴臭味。

3. 实验室检查

(1)血常规:白细胞总数和中性粒细胞多有升高,伴或不伴核左移,部分可见中毒颗粒。支气管肺泡灌洗液定量培养和保护性毛刷定量培养可诊断。老年体弱者白细胞计数可不升高,但中性粒细胞百分比仍高。肺部炎症显著但白细胞计数不升高常提示病情严重。

(2)痰培养:痰细菌培养结合纤支镜取标本检查,诊断的敏感性和特异性较高。必要时做血液、胸腔积液细菌培养可明确诊断。真菌培养为诊断真菌感染的金标准。

(3)血清学检查:对于衣原体感染、军团菌肺炎等进行补体结合试验、免疫荧光素标记抗体检查可协助诊断。

(4)辅助检查:胸部X线可显示新出现或进展性肺部浸润性病变。肺部病变表现多样化,早期间质性肺炎,肺部显示纹理增加及网织状阴影,后发展为斑点片状或均匀的模糊阴影,近肺门较深,下叶较多。约50%为单叶或单肺段分布,有时浸润广泛、有实变。儿童可见肺门淋巴结肿大。少数病例有少量胸腔积液,肺炎常在2~3周消散,偶有延长至4~6周者。

(二)诊断

1. 病史

年龄>65岁;存在基础疾病或相关因素,如慢性阻塞性肺疾病(COPD)、糖尿病,慢性心、肾功能不全,慢性肝病、一年内住过院、疑有误吸、神志异常、脾切除术后状态、长期嗜酒或营养不良。

2. 体征

呼吸频率>30次/分,脉搏≥120次/分,血压<90/60 mmHg,体温≥40 ℃或≤35 ℃,意识障碍;存在肺外感染病灶如脑膜炎甚至败血症(感染中毒症)。

3. 实验室和影像学异常

血白细胞计数>20×10^9/L;血肌酐>106μmol/L或血尿素氮>7.0mmol/L,血红蛋白<90g/L或血细胞比容<0.30,血浆白蛋白25g/L,有感染中毒症状或弥散性血管内凝血的证据,如血培养阳性、代谢性酸中毒、凝血酶原时间和部分激活的凝血活酶时间延长、血小板减少;X线胸片病变累及一个肺叶以上、出现空洞、病灶迅速扩散或出现胸腔积液。

如果肺炎患者需要呼吸支持(急性呼吸衰竭、气体交换恶化伴高碳酸血症或持续低氧血症)、循环支持(血流动力学障碍、外周低灌注)和需要加强监护与治疗(肺叶引起的感染中毒症状或基础疾病所致的其他器官功能障碍)则可认为是重症肺炎。

四、治疗原则

细菌性肺炎治疗主要选择敏感抗菌药物及对症支持治疗。真菌性肺炎治疗目前尚无很理想的药物,临床所见真菌肺炎常继发于大量广谱抗生素、肾上腺皮质激素、免疫抑制药等的应用,也可因体内留置导管而诱发,因此本病的预防比治疗更为重要。

(一)一般治疗

去除诱发因素,治疗基础疾病,调整免疫功能。

(二)对症治疗

加强营养支持,进食高能量、富含维生素、易消化的饮食;补充液体,维持水、电解质、酸碱平衡,对病情较重、病程较长、体弱或营养不良者应输新鲜血或血浆,或应用人血白蛋白。合并休克患者应注意保证有效血容量,应用血管活性药物及正性肌力药物。当有呼吸急促或有缺氧、发绀时给予氧疗,必要时给予机械通气治疗;高热时给予物理或药物降温,注意祛痰,采取的体位应有利于引流排痰,结合药物祛痰,必要时可经支气管镜或人工气道吸痰、冲洗,当有剧咳或有剧烈胸痛时方可考虑加用镇咳药物。

(三)抗生素治疗

抗菌治疗是决定细菌性肺炎预后的关键,正确选择和及早使用抗菌药物可降低病死率。治疗疗程根据病情轻重、感染获得来源、病原体种类和宿主免疫功能耐药金黄色葡萄球菌(MRSA)状态等有所不同,轻、中度肺炎可在症状控制后3~7 d停药,病情较重者常需1~2周,金黄色葡萄球菌肺炎、免疫抑制宿主、老年人肺炎疗程适当延长；吸入性肺炎或伴肺脓肿形成、真菌性肺炎时，总疗程则需数周至数月；抗感染治疗 2~3 d 后，若临床表现无改善甚至恶化，应调换抗感染药物；若已有病原学检查结果，则根据病原菌体外药敏试验选用敏感的抗菌药物。

1. 轻至中度肺炎常见病原菌

包括肠杆菌科细菌、流感嗜血杆菌、肺炎链球菌、甲氧西林敏感金葡菌（MSSA）。治疗抗生素可选择：①第二代及不具有抗假单胞菌活性的第三代头孢菌素（头孢噻肟、头孢曲松等）；②β 内酰胺类和 β 内酰胺酶抑制药（如氨苄西林和舒巴坦）；③氟喹诺酮类（环丙沙星和诺氟沙星）或克林霉素联合大环内酯类。

2. 重症肺炎常见病原菌

包括铜绿假单胞菌、耐药金黄色葡萄球菌（MRSA）、不动杆菌、肠杆菌属细菌、厌氧菌。治疗抗生素可选用喹诺酮类或氨基糖苷类联合下列药物之一：①抗假单胞菌 β 内酰胺类，如头孢他啶、头孢哌酮、哌拉西林、替卡西林、美洛西林等；②广谱 β 内酰胺类和 β 内酰胺酶抑制药（克拉维酸、头孢哌酮、哌拉西林和他唑巴坦）配伍；③碳青霉烯类（如亚胺培南）；④必要时联合万古霉素（针对 MASA）；⑤当估计真菌感染可能性大时应选用有效抗真菌药物。

（四）抗真菌药物治疗

抗真菌药物具有较强的肝肾毒性，必须谨慎选择用药时机和药物类型（图 9-2）。

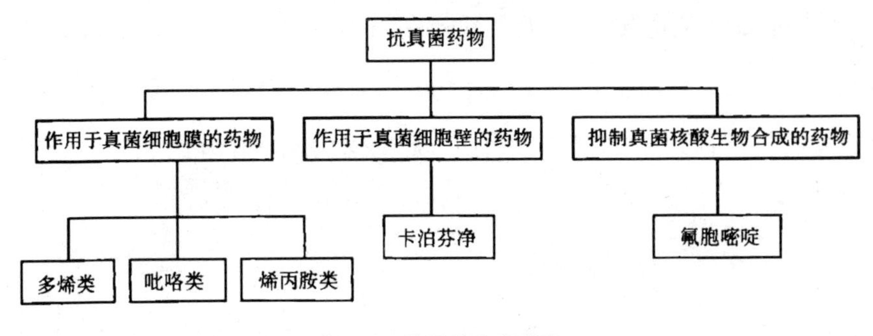

图 9-2　常见抗真菌药物

(五)其他治疗

对休克型肺炎应及时抢救,控制感染;选择性病例应给予手术治疗。

五、常见护理问题

(一)体温过高

1. 相关因素

与细菌侵入肺泡所致炎症反应、抵抗力下降有关。

2. 临床表现

口腔温度持续在 39~40 ℃,1 d 内体温波动范围在 1 ℃以内;颜面潮红,皮肤灼热,口唇干燥,呼吸、脉搏加快;患者主诉发热、不适。

3. 护理措施

(1)每 4 小时监测体温 1 次,观察热型变化规律。

(2)观察患者的面色、脉搏、呼吸、血压、食欲、出汗等,皮肤是否干燥及弹性如何。

(3)卧床休息,降低机体耗能,注意保暖。为患者提供良好的住院环境,发热患者容易怕光,拉上窗帘以减低室内亮度,病室保持适宜的温度为 18~22

℃、湿度为50%~70%。

(4)进食富含优质蛋白质、维生素和足量热量的易消化、流质或半流质饮食。还可介绍发热食疗,如荷叶粥、绿豆粥、金银花茶等。

(5)做好口腔护理。高热患者唾液分泌减少,口腔黏膜干燥,极易引起口腔炎、舌炎和黏膜溃疡,在饭前、饭后协助患者漱口,加强晨、晚间口腔护理,防止口腔感染,口唇干裂者涂甘油保护,有疱疹者局部涂消炎膏。

(6)体温超过38.5 ℃者给予物理降温,头部放置冰袋,或乙醇擦浴、温水擦浴等,30 min后观察体温并做记录。

(7)在解热过程中如患者大量出汗,应及时擦干汗液,更换衣裤、床单、被套。

(8)鼓励患者多饮水,每天饮水量2000 mL,必要时静脉补液。

(9)按医嘱应用抗生素、解热药,观察并记录用药效果。

(10)解热后鼓励患者增加活动和呼吸运动,以促进痰液排出,防止并发症出现。

(二)气体交换受损

1. 相关因素

与肺部炎症广泛,通气/血流比例减低;气道内分泌物堆积有关。

2. 临床表现

患者呼吸急促,口唇发绀;动脉血气示低氧血症。

3. 护理措施

(1)监测患者生命体征,每2~4小时监测1次,特别注意观察呼吸的性质、频率、节律、型态、深度及有无呼吸困难。

(2)减少活动量,以减轻能量和氧的消耗。

(3)协助患者采取舒适的半卧位或高枕卧位,有利于呼吸。去除紧身衣物及厚重盖被，以减少胸部压迫感。

(4)鼓励患者深呼吸，协助翻身及进行胸部叩击，指导有效咳嗽，清除呼吸道分泌物，保持呼吸道通畅，有利于肺部气体交换。

(5)痰液黏稠不易咳出时，按医嘱给予祛痰、解痉药，必要时生理盐水 10 mL 加 α-糜蛋白酶 5 mg、地塞米松 5 mg 及少量抗生素，超声雾化吸入 2 次/天。

(6)按医嘱吸氧，保持鼻导管通畅，导管固定牢固，防止脱落，给氧装置的湿化瓶每天更换，导管每周更换 2 次，每天乙醇消毒 2 次，确保氧疗安全有效。

(7)按医嘱给予抗生素治疗，观察药物疗效及不良反应。

(8)根据病情预测是否需要气管插管和呼吸机并做好准备。

(三)疼痛

1. 相关因素

与炎性渗出物刺激胸膜、高热时代谢产物在体内堆积、频繁咳嗽有关。

2. 临床表现

患者主诉疼痛，表现为痛苦面容；处于强迫体位即患侧卧位。

3. 护理措施

(1)仔细观察患者疼痛部位、性质和程度。

(2)嘱患者注意休息，调整情绪，转移注意力，减轻疼痛。

(3)协助患者取舒适的体位：患侧卧位，以降低患侧胸廓活动度来缓解疼痛。

(4)指导患者在深呼吸和咳嗽时用手按压患侧胸部以降低呼吸幅度，可减轻疼痛。

(5)因胸部剧烈活动引起剧烈疼痛时，可在呼气状态下用宽胶布固定患侧胸部，减轻因胸廓大幅度运动而引起的胸痛。

(四)焦虑

1. 相关因素

与担心预后及治疗费用、环境改变有关。

2. 临床表现

呼吸、心率增快,血压升高;面色潮红或苍白、失眠、疲劳和虚弱;患者自诉不安,预感不幸,表现为易怒、没有耐心、自责或责备他人。

3. 护理措施

(1)评估患者的焦虑程度。

(2)建立良好的护患关系,得到患者的信任。

(3)消除对患者产生干扰的因素,鼓励患者积极配合治疗,早日康复。

(4)了解患者家属情况及其家庭作用,住院后家庭存在的主要问题。与家庭的关键人物取得联系,帮助解决有关问题,让家庭成员与患者联系,给予心理支持。

(5)帮助患者正确评估目前的病情,消除患者存在的不愿接受的事实。耐心倾听,理解、同情患者的感受。

(6)协助患者进行适当的活动,分散患者的注意力,解除肌紧张,帮助患者应用松弛疗法,如听音乐等。

(五)潜在并发症:感染性休克

1. 相关因素

与年老体弱、抵抗力差或严重的败血症、毒血症有关。

2. 临床表现

表情淡漠、面色苍白;高热或体温不升、脉搏细速、脉压变小、呼吸浅快;四肢厥冷、多汗；尿量减少。

3. 护理措施

(1)严格按照医嘱使用抗菌药物，注意药物浓度、配伍禁忌、滴速和用药间隔时间。用药前详细询问过敏史，用药期间应注意观察疗效和药物的不良反应。

(2)密切观察患者的生命体征，定时测量体温、脉搏、呼吸。

(3)观察患者的面色、神志、肢体末端温度等，发现休克先兆，立即与医师联系，并配合医师进行抢救。

(4)安置患者于去枕平卧位，尽量减少搬动，适当保暖。

(5)给予高流量吸氧，迅速建立两条静脉通道，妥善安排输液顺序，输液速度不宜过快，以防诱发肺水肿。

(6)监测动脉血气分析、电解质等，时刻注意病情的动态变化。

(7)嘱患者绝对卧床休息，做好生活护理。

(六)潜在并发症：胸膜炎

1. 相关因素

胸部炎症累及胸膜。

2. 临床表现

胸痛、呼吸困难；肺炎的治疗过程中，体温下降后再度上升；X 线胸片显示有胸腔积液。

3. 护理措施

(1)严密观察患者体温、呼吸变化，若在治疗过程中发生体温下降后再度上升或呼吸困难，需警惕胸膜炎的发生。

(2)密切观察患者胸痛的性质、程度及呼吸困难的关系。并发胸膜炎者往往随着渗出液的增多，胸痛有所减轻，但呼吸困难反而加重。

(3)按医嘱使用抗生素,观察药物疗效及不良反应。

(4)若患者出现胸膜炎,积极配合医师进行治疗,做好胸腔穿刺及闭式引流的护理。

六、健康教育

(一)疾病简介

肺炎是指肺实质的炎症。常见病因有感染、毒气、化学物质、药物、放射线,以及食物呕吐物的吸入,过敏、风湿性疾病等。受凉、劳累可诱发。其主要表现为发病急骤、突发的寒战、发热、胸痛、咳嗽、咳痰。儿童、年老体弱、身体抵抗力下降者易患本病。

(二)心理指导

肺炎患者往往发病时出现发热、胸痛、咳嗽、咳痰等不适感,导致因疼痛而害怕咳嗽,从而影响预后,因而应积极鼓励并给予帮助,并告诉患者肺炎经积极治疗后一般可彻底治愈,以减轻患者的焦虑,取得配合。

(三)饮食指导

宜进食高热量、高蛋白质、富含维生素 A、维生素 E 和维生素 B_2,易消化的半流质饮食,如牛奶、蛋羹类、细软面条、鱼粥、肉末、糙米饭、胡萝卜、莴苣等,多饮水。忌食温热生痰食物,如蛇肉、白果、柑橘、胡椒、龙眼肉,以保护呼吸道黏膜,增强抗病能力。

(四)用药指导

常见药物有抗生素(如青霉素)、祛痰药(如氨溴索),应在医师或护士指导下遵医嘱服用药物。用药过程中如出现皮肤瘙痒或皮疹、腹泻、胃部不适、血痰,应立即告诉医护人员。

（五）休息与活动指导

高热时卧床休息,保证充足睡眠,注意初起床时防受凉。

（六）特殊指导

(1)配合痰培养标本的留取。

(2)若痰多,难以咳出,可每1~2小时进行1次有效咳痰,即先数次随意深呼吸(腹式),吸气终了屏气片刻,然后进行咳嗽。也可使用胸部叩击法(图9-3),两手指并拢拱成杯状,腕部放松,迅速而又规律地叩击胸部各肺叶,每一肺叶反复叩击1~3 min,以使痰液松动,易于咳出。

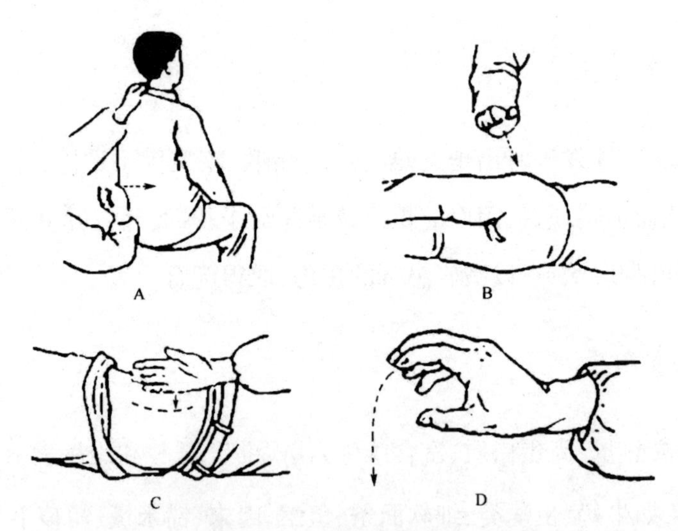

图9-3 胸部叩击法

A.拳背击;B.掌根击;C.侧击(小鱼际击);D.指尖击

(3)高热时,可行头部、腋窝、腹股沟处冰敷、温水擦浴、乙醇擦浴,退热时注意保暖,及时更换湿衣服。必要时可遵医嘱服用解热药,同时要密切观察有无出汗、发热或虚脱症状出现。

(七)病情观察

配合监测生命体征,注意有无寒战、胸痛及咳嗽、咳痰情况。

(八)出院指导

(1)肺炎虽可治愈,但若不注意身体,易复发。

(2)出院后应戒烟,避免淋雨、受寒、尽量避免到人多的公共场所。室内经常开窗通风,防止感冒,及时治疗上呼吸道感染,1 个月以后回院复查 X 线胸片。

(3)合理饮食,保持心情愉快,增强机体抵抗力。

(4)积极参加力所能及的体育锻炼,如打太极拳、练养生功等,以调节呼吸,增加肺活量,使支气管肌肉松弛,提高呼吸道纤毛清除能力,以免细菌生长繁殖。

(5)如有高热、寒战、胸痛、咳嗽、咳痰立即就诊。必要时可接受流感疫苗肺炎球菌疫苗注射。

第十章　肺结核

肺结核是由结核分枝杆菌引起的慢性肺部感染性疾病，排菌肺结核患者为重要传染源。结核菌可累及全身多个脏器，但以肺结核最为常见。预防结核病的根本措施是发现和治愈排菌的肺结核病患者，即消灭传染源。本病的基本病理特征为炎性渗出、增生和干酪样坏死，可形成空洞。结核病的病理过程特点是破坏与修复常同时进行，故上述病理变化多同时存在，也可以某一种变化为主，而且可相互转化。除少数起病急骤外，临床上多呈慢性过程。根据现国家结核病分类法，将肺结核分为六型（图 10-1）。

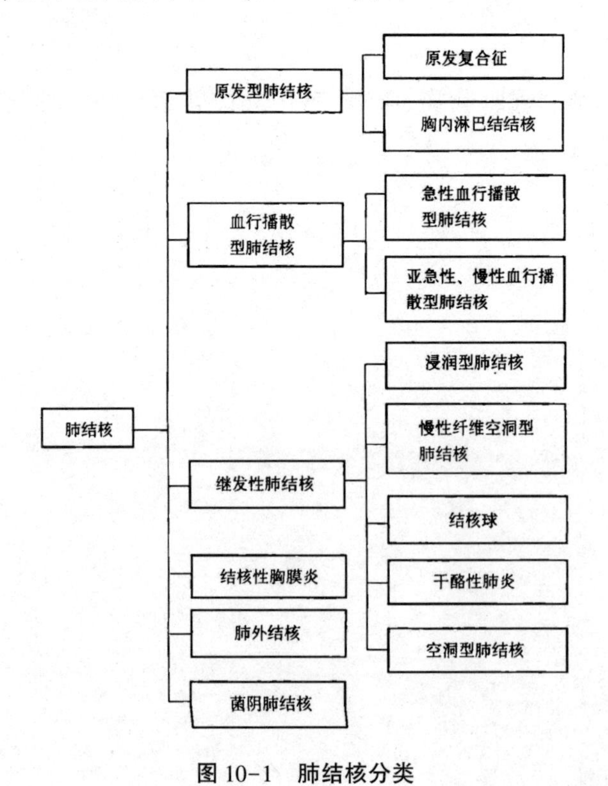

图 10-1　肺结核分类

一、病因与发病机制

（一）病因

结核病的致病菌是结核菌，全名为结核分枝杆菌复合群，包括结核分枝杆菌（原人型结核分枝杆菌）、牛分枝杆菌（原牛型结核分枝杆菌）、非洲分枝杆菌和田鼠分枝杆菌。对人体致病的主要病原菌是结核分枝杆菌。结核菌的致病性主要在于菌体成分及代谢产物的毒性以及宿主对菌体成分产生的免疫损伤。

（二）发病机制

吸入含有活动结核菌的飞沫即可引起结核感染。在被感染的人群中，只有少数人患结核病。患病的严重程度及发病时期，常取决于被感染者的免疫状态。

（1）结核菌感染的宿主反应及生物学过程：结核菌感染引起的宿主反应可分为四期。①起始期：伴随微小飞沫吸入而入侵呼吸道的结核菌被肺泡巨噬细胞吞噬，因菌量、毒力和巨噬细胞非特异性杀菌能力的不同，出现被杀灭或复活复制，形成早期感染病灶。②T 细胞反应期：结核菌在巨噬细胞内生长形成结核灶，限制结核菌继续复制。同时形成由 T 细胞介导的细胞免疫和Ⅳ型超敏反应。③共生期：大部分感染者结核菌可以持续存活，细菌与宿主共生于坏死灶干酪性中央部位，仅少数发生原发性结核病。④细胞外增殖和播散期：干酪灶液化，大量结核杆菌释放突破局部免疫防御机制，引起播散。

（2）宿主获得性抗结核免疫力的最主要免疫反应包括巨噬细胞吞噬结核菌、抗原处理与递呈、T 细胞对抗原的特异性识别与结合、细胞因子释放和杀菌。

二、临床表现与诊断

(一)临床表现

1. 病史

有肺外结核史、易感人群及结核病接触史。

2. 症状和体征

持续2周或2周以上的咳嗽、咳痰或痰中带血,午后低热、消瘦、乏力、盗汗,是各种类型肺结核极具特征、共同的临床症状。各种类型肺结核的不同临床表现见表10-1。

表10-1 各种类型肺结核的临床表现

分类		症状	体征
原发型肺结核		多见于儿童,临床症状轻微。儿童可伴有神经易受刺激、易发怒,急躁甚至腹泻、消化不良等功能障碍表现。有些可出现疱疹性结核性角膜炎、结核性红斑	多无明显的阳性体征,在病灶周围有大片浸润或由于支气管受压造成部分或全肺不张时叩诊浊音,听诊呼吸音减低
血行播散型肺结核	急性血行播散型肺结核	起病多急,高热,伴有寒战、周身不适、全身衰弱,部分患者出现腹胀、腹泻、便秘等。67.7%的患者并存结核性脑膜炎	面色苍白,呼吸、心率增快,轻度发绀,合并脑膜炎出现脑膜刺激征,20%~47%的患者在脉络膜上发现粟粒结节或结节性脉络膜炎,多与肺粟粒阴影同时出现
	亚急性、慢性血行播散型肺结核	症状不如急性显著而急骤	随病变范围大小和病程阶段而定。病程较久者可有两肺下部肺气肿征

续　表

分类		症状	体征
继发性肺结核	浸润型肺结核	多见于成人,发病初期无明显症状,随病情进展出现结核中毒症状	叩诊浊音,呼吸音粗糙或减弱,或呈支气管肺泡音,肩胛间部有大小不等的湿啰音
	慢性纤维空洞型肺结核	有反复出现的结核中毒症状及咳嗽、气短等,呈慢性经过,病情恶化、好转与静止交替出现	慢性病容,患侧胸廓凹陷,呼吸运动受限,局部呼吸音降低,心浊音界缩小,肺动脉第二心音亢进
结核性胸膜炎	干性胸膜炎	发作可急可慢,主要症状是胸痛,早期最为剧烈,性质为刺痛,随呼吸运动而加剧。部位为双腋下部	患侧胸壁扩张运动受限,有压痛,听诊有胸膜摩擦音,在胸下部的前侧面以吸气时最为明显
	渗出性胸膜炎	发病多急促,有发热、胸痛、咳嗽等症状,出现胸腔积液后胸痛减轻或消失,逐渐出现胸闷、呼吸困难	中等量以上积液时有胸部阳性体征

3. 辅助检查

(1)细菌学检查

①痰结核菌检查:是确诊肺结核的主要方法。涂片抗酸染色镜检快捷简便,在我国非典型分枝杆菌尚属少见,故抗酸杆菌阳性,肺结核诊断基本即可成立。痰菌阳性说明病灶是开放性的,具有传染性。

标本收集:容器采用国家参比实验室推荐的国际通用痰瓶,或直径 4 cm、高 2 cm 的塑料或涂蜡密闭纸盒。贴上标签,注明留痰起止时间,向患者解释其目的,嘱其将 24 h(晨 7:00 至次晨 7:00)痰液全部吐入容器内立即送检。注意不可将唾液、漱口水、鼻涕等混图。无痰患者可采用痰诱导技术留取痰标本。

痰涂片镜检结果标准:a. 抗酸杆菌可疑(±)1 或 2 条抗酸杆菌/300 视野;

b. 抗酸杆菌可疑(+)3~9 条抗酸杆菌/100 视野;c. 抗酸杆菌可疑(++)1~9 条抗酸杆菌/10 视野;d. 抗酸杆菌可疑(+++)1 或 2 条抗酸杆菌/每个视野;f. 抗酸杆菌可疑(++++)≥10 条抗酸杆菌/每个视野。

②快速培养(BACTEC-TB 测试系统):与传统方法相比,平均报告时间缩短了 19.3 d,菌种初步鉴定缩短了 24.5 d,药敏试验缩短了 21.9 d,累计缩短了 65.7 d,为结核病的诊断和治疗赢得了宝贵的时间。

(2)胸部 X 线检查:是诊断肺结核的常规首选方法,并可进行分型。检查可以发现肺部病变的部位、范围、有无空洞或空洞大小以及洞壁的厚薄。诊断时最常用的摄影方法是正、侧位 X 线胸片,常能将心影、肺门、血管、纵隔等遮掩的病变以及中叶和舌叶的病变显示清晰。

(3)胸部 CT 检查:可以发现较小的或隐蔽部位的病变,有助于提高诊断的准确性,也可用于引导穿刺、引流和介入治疗等。

(4)免疫学检测:

①结核菌素试验:有旧结核菌素(OT)和纯结核菌素(PPD)两种,目前多采用结核菌素纯蛋白衍化物试验(TB-PPD),该试验阳性是感染过结核菌的证据之一。

方法:取 0.1 mL(5 U)纯结核菌素于左前臂中、上 1/3 交界处做皮内注射,注射后 48~72 h 观察结果。

结果判定:见表 10-2。

表 10-2　结核菌素试验的结果判定

红肿硬结直径及表现	<5mm	5~9mm	10~19mm	≥20mm 或<20mm 表面水疱、坏死
结果	-	+	++	+++

临床意义:成人(+~++)表示结核性感染,不能诊断为结核病;成人(+++)表示体内有活动性结核或淋巴结结核和结核性胸膜炎,具有诊断价值;3 岁以

下婴幼儿(+~+++)均表示有活动性结核病。

②血清学诊断:由于抗酸杆菌涂片的敏感性尚不理想,因此不少研究者在尝试寻找结核病的快速、准确的诊断方法,而血清学诊断方法也一直是大家长期所关注的,如酶联免疫分析法、免疫斑点测定法等。

(5)其他检查:电子支气管镜检查对诊断和鉴别诊断有重要意义,浅表淋巴结活检也对结核病鉴别诊断有帮助。近年来,应用分子生物学和基因工程技术,以非培养方法来检出与鉴定临床标本中的结核菌,展示了其敏感、快速及特异性高等优点,如核酸探针、染色体核酸指纹术等。

(二)诊断

(1)有结核病全身或呼吸道症状或有结核病的接触史。

(2)X线胸片显示常见肺结核的X线征象。

(3)痰结核分枝杆菌阳性是确诊肺结核的特异性依据。

(4)结核菌素试验强阳性。

(5)抗结核治疗有效。

三、治疗原则

抗结核化学药物治疗(简称化疗)至今仍是治疗结核病的最有效手段。常用的抗结核药物有异烟肼(INH,H)、利福平(RFP,R)、链霉素(SM,S)、吡嗪酰胺(PZA,Z)、乙胺丁醇(EMB,E)和对氨基水杨酸(PAS,P)。治疗原则:早期、联用、适量、规律和全程。整个治疗方案分为强化和巩固两个阶段。

(一)制订化疗方案的原则

(1)选用杀菌药为主,抑菌药为辅的药物联合。

(2)选用没有耐药性的敏感药物。

(3)初治与复治,敏感与耐药,痰菌阳性与阴性病例的化疗方案应该各不相同。

(4)选用高效、低毒、价廉、便于督导的化疗方案。

(二)常用的化疗方案

1. 初治活动性肺结核治疗方案

(1)每日用药方案:①强化期,异烟肼、利福平、吡嗪酰胺和乙胺丁醇,顿服,2个月。②巩固期,异烟肼、利福平,顿服,4个月。简写为:2HRZE/4HR。

(2)间歇用药方案:①强化期,异烟肼、利福平、吡嗪酰胺和乙胺丁醇,隔日1次或每周3次,2个月。②巩固期,异烟肼、利福平,隔日1次或每周3次,4个月。简写为:$2H_3R_3Z_3E_3/4H_3R_3$。

2. 复治涂阳肺结核治疗方案

复治涂阳肺结核患者强烈推荐进行药物敏感性试验,敏感患者按下列方案治疗,耐药者纳入耐药方案治疗。

复治涂阳敏感用药方案:①强化期,异烟肼、利福平、吡嗪酰胺、链霉素和乙胺丁醇,每天1次,2个月。②巩固期,异烟肼、利福平和乙胺丁醇,每天1次,6~10个月。巩固期治疗4个月时,痰菌未转阴,可继续延长治疗期6~10个月。简写为:2HRZSE/6~10HRE。

间歇用药方案:①强化期,异烟肼、利福平、吡嗪酰胺、链霉素和乙胺丁醇,隔日1次或每周3次,2个月。②巩固期,异烟肼、利福平和乙胺丁醇,隔日1次或每周3次,6个月。简写为:$2H_3R_3Z_3S_3E_3/4\sim10H_3R_3E_3$。

四、常见护理问题及相关措施

(一)活动无耐力

1. 相关因素

与长期低热、咳嗽;慢性消耗性疾病,体重逐渐下降;营养消耗过多,摄入量不足等有关。

2. 护理措施

(1)监测患者活动前后血压、脉搏、呼吸等病情变化的情况。

(2)保证患者充足的睡眠和休息,并提供舒适、安静的休息环境。

(3)加强巡视,协助患者做好生活护理及卫生处置,减少其能量消耗。

(4)鼓励患者进食,给予高蛋白、高热量、高脂肪、高维生素的食物,多食牛奶、豆浆、鸡蛋、鱼、肉、水果及蔬菜等,以增强体质和营养。

(5)与患者共同制订活动计划,循序渐进地增加活动:床上→床边→下床→走动→户外,以不感到疲劳为宜。

(二)社交孤立

1. 相关因素

与肺结核具有传染性及病程较长等有关。

2. 护理措施

(1)了解患者产生社交孤立的相关因素,并去除和减少相关因素。

(2)多与患者接触并交谈,鼓励其说出自己的感受。根据患者的情绪反应,及时给予帮助指导,向患者及其家属全面介绍有关结核病的知识,给予心理安慰,使其尽快适应环境,消除孤独感。

(3)向患者介绍有关结核病的用药知识、预防隔离知识,让患者认识到结核病是一种可以治愈的慢性病，使之保持良好的心态，能积极配合治疗，遵守化疗方案，规则用药，坚持全程化疗。

(4)向患者及其家属宣传消毒隔离的重要性和具体实施方法，严禁随地吐痰和吸烟，同桌共餐时使用公筷，以预防传染。

(5)指导患者自我调节情绪方法，根据病情可组织患者参加适当的活动，如看电视、听广播、阅读书报、户外散步等，以分散注意力，消除焦虑，保持情绪的稳定。

(6)将同种疾病的患者集中在一起治疗，使其相互交流情感。

(三)营养失调:低于机体需要量

1. 相关因素

与长期低热，代谢率增高；食欲缺乏，营养摄入减少有关。

2. 护理措施

(1)向患者解释加强营养和合理搭配膳食的重要性，采取良好的均衡饮食，指导患者多食肉类、蛋类、牛奶及水果等高热量、高蛋白质、高维生素的食物。

(2)饭前做好口腔护理或漱口，提供色、香、味佳的饮食，刺激食欲。鼓励进食，提供一个整洁、安静、舒适的进餐环境，使患者能在愉快的心境中进食。

(3)大量盗汗者，监测患者液体摄入量与排出量，补充足够的液体。

(4)每周监测体重1次并记录，定时监测白蛋白、血红蛋白水平及皮肤的弹性厚度。

(四)体温过高

1. 相关因素

与结核杆菌在肺部引起的肺部感染、淋巴结炎和淋巴管炎或体内中毒症状有关。

2. 护理措施

(1)监测体温、脉搏、呼吸每4小时1次,体温突然升高或骤降时,要随时测量并记录。

(2)患者高热时卧床休息,出现畏寒、寒战时给予保暖。

(3)鼓励患者多饮水,饮水量为1500~2000 mL/d。

(4)给予清淡易消化的高热量、高蛋白、高维生素的流质或半流质饮食。

(5)体温超过38.5 ℃时给予物理降温,必要时遵医嘱给予抗生素、解热药,并观察记录降温效果。

(6)观察皮肤颜色、出汗情况,出汗后要及时更换衣服,注意保暖并遵医嘱补液。

(7)指导患者及其家属识别体温异常的早期表现和体征并及时报告医务人员。

(五)舒适的改变

1. 相关因素

与肺结核引起全身中毒症状,肺部病灶广泛纤维化,有渗出、变质病变、病灶吸收、修补与恶化交替出现有关。

2. 护理措施

(1)发热患者:卧床休息,多饮水,必要时给予降温和解热镇痛药,并按高热护理处理。

(2)盗汗患者:注意室内通风,棉被不要太厚,并及时用温毛巾帮助擦干身体和更换汗湿的衣服、被单等。

(3)咳嗽患者:适当给予止咳祛痰药,观察药物疗效。

(4)胸痛患者:卧于患侧,观察疼痛部位、性质,评估患者疼痛程度,选用长海痛尺。因胸部剧烈活动引起剧烈疼痛时,可在呼气状态下用宽胶布固定患侧胸部(图 10-2)。

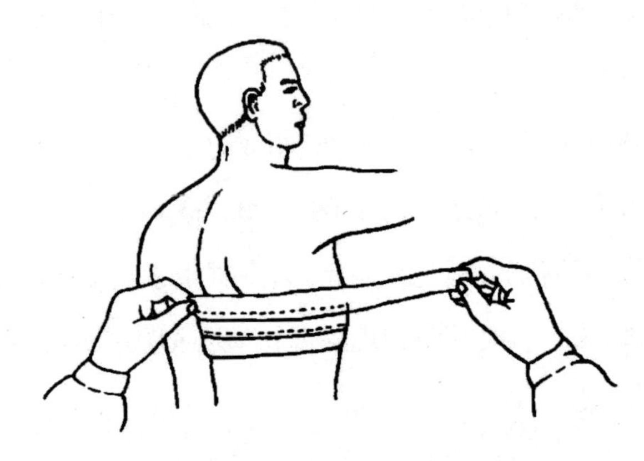

图 10-2　胶布固定法

疼痛明显时按医嘱服用镇痛药,并进行镇痛效果评估。最简单的方法可用疼痛量表做动态评估;效果评估可选用四级法(表 10-3)。

表 10-3　疼痛效果评估四级法

效果	缩写	症状
完全缓解	CR	疼痛完全消失
部分缓解	PR	疼痛明显减轻,睡眠基本不受干扰
轻度缓解	MR	疼痛有些减轻,但仍感到有明显疼痛,睡眠生活仍受干扰
无效	NR	疼痛无减轻

渗出液较多时,应配合医师尽早抽液,以减轻压迫症状。

(5)咯血患者:嘱患者取患侧卧位,保持病室安静;精神紧张不安者,给予心理护理和安慰,必要时给小量镇静药,但禁用吗啡。大咯血时应采取措施保持呼吸道通畅,迅速清除口腔内血块,立即建立静脉通道给予止血药,并给予高浓度吸氧,必要时做好输血准备。

(6)鼓励患者说出自己的不适程度及耐受情况,向患者解释病情,介绍治疗方法、药物的用法和不良反应,使之对治疗充满信心,减轻不适感。

(7)多与患者交谈,关心和安慰患者,帮助其适应环境。

(8)分散患者的注意力,指导患者用放松疗法,如听音乐、看书、读报,以减轻不适。

(六)执行治疗方案无效

1.相关因素

与肺结核疗程长、病情易反复,缺乏家庭、社会支持,病变内结核杆菌对药物产生耐药性有关。

2.护理措施

(1)向患者及其家属说明肺结核是一种慢性呼吸道传染病,治疗过程和康复期较长,必须坚持规律、全程用药才能取得满意的疗效。只要治疗得当,是完全可以治愈的。

(2)鼓励患者树立完成全程治疗的信心,让患者和其家属参与治疗和护理方案的制订,以取得配合,帮助患者和其家属寻求合适的社会支持。

(3)建立良好的医患、护患关系,取得患者的信任,完成治疗计划。

(4)按医嘱正确给予抗结核药物治疗和注意观察药物反应,督促患者建立按时服药的习惯,告知患者所用抗结核药物的主要不良反应,以便在用药期间一旦出现时,能及时告知医师。

(5)加强服药到口,保证患者按疗程、按方案服药。

(七)有传播感染的危险

护理措施:

(1)向患者和其家属宣传消毒隔离的重要性及结核病流行的3个基本

环节。

①传染源:痰涂片阳性患者。涂片阳性患者越多,咳出结核菌越多,传染机会也越大,这是构成结核病流行的最主要的流行动力之一。

②传染途径:呼吸道传染、消化道传染、皮肤传染及其他途径。呼吸道传染是结核病最常见传染途径,带菌粒子飘浮在空气中,距离患者越近传染性越大,越远传染性越小;室内空气越通畅,微粒子稀释越快,阳光越充足,结核杆菌越不易生存,传染动力也越小。

③易感发病者:硅沉着病(硅肺)、糖尿病、服用激素或应用其他使免疫力减低的药物、3岁以内小儿、青春期、产后、其他感染或预防接种等。应对未感染者接种卡介苗;确定好发对象及注意有呼吸道症状超过2周者的检查,涂片阳性的接触者应采取有效措施,可以控制流行动力。

(2)注意个人卫生,严禁随地吐痰,在咳嗽或打喷嚏时不可面对他人,而应以双层纸巾掩住口鼻,纸巾用后直接焚毁灭菌。在结核活动期,外出时应戴上口罩,避免交叉感染。

(3)痰菌阳性的患者,痰液应咳在有盖的痰杯内、加等量1%消毒净,加盖浸泡1h方可倒掉,接触痰液后用流动水洗手。

(4)不要和家人同桌共餐,患者用过的食具应先煮沸5 min方可洗涤,被褥及书籍要经常在强烈日光下暴晒,每次不少于2h,卧室内要隔日用1%过氧乙酸1~2 mL加入空气清洁剂溶液内做空气喷雾消毒。

(5)与患者密切接触者应去医院进行有关的检查。

(八)有窒息的危险

1. 护理措施

(1)加强巡视,严密观察病情变化,识别咯血窒息的早期症状。咯血过程中,咯血突然减少或停止,患者胸闷烦躁,表情恐怖、喉头作响而痰块咳不出,即为咯血窒息的早期表现,继而患者出现呼吸浅快或暂停、全身发绀、双手抓空、大汗淋漓、大小便失禁、神志昏迷,若不及时抢救最终导致死亡。

(2)密切观察患者呼吸深浅、呼吸音、意识状态、发绀等的变化,并测血压、脉搏、呼吸、神志、瞳孔,每1~4小时观察1次。

(3)指导患者预防窒息的发生:采取患侧卧位,若出现部位不明确,则取平卧位,头偏向一侧,大咯血时专人护理。嘱患者当感知喉头有血或发痒时,轻轻地将血咳出,既不能太用力也不要屏住呼吸。

(4)准备好抢救物品,如吸引器、氧气、气管插管箱、气管切开包、呼吸机、吸痰管、止血药、呼吸兴奋药等。

(5)窒息是导致咯血患者死亡的主要原因,能否及时抢救是关键。如果发现患者有咯血、窒息现象,应立即通知医师,并让患者侧卧采取头低足高位(图10-4),必要时迅速抱起其双足呈倒立位。使上半身向下与地面成45°~90°,托起头部向背屈,撬开牙关。清除口腔内血液血块和痰液,轻拍背部,以利血块、稠痰排出。无效时,可直接用吸痰管抽吸或行气管插管和气管切开,保持呼吸道通畅。

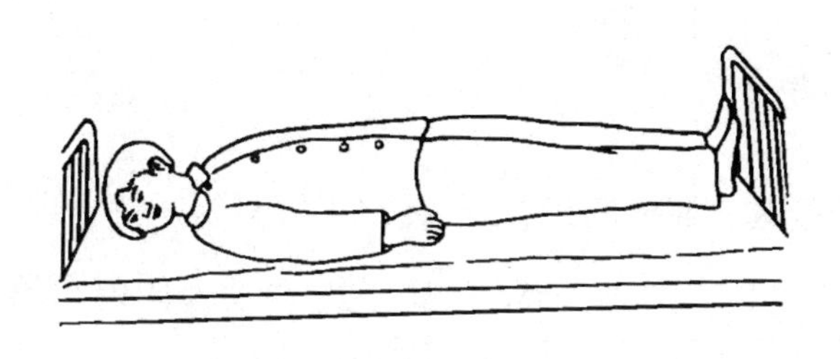

图10-4　头低足高位头偏向一侧

(6)遵医嘱给予垂体后叶素,该药作用迅速,止血效果显著,是治疗大咯血的常用和首选药。

(7)熟悉垂体后叶素的用法和注意事项。垂体后叶素内含缩宫素和加压素,加压素有强烈的血管收缩作用,可使肺小动脉收缩,减少肺内血流量,降低肺循环压力,使出血部位血管收缩而止血。

2. 用法

垂体后叶素 10 U 加生理盐水或 25%葡萄糖 20 mL 静脉缓慢推注(10~20 min 注射完),或 10~20 U 加入 10%葡萄糖 250~500 mL 内静脉缓慢滴注。必要时 8h 后重复给药。

3. 注意事项

①该药尚有强烈收缩冠状动脉和其他小动脉的作用,高血压、冠心病、肺心病等患者不宜使用,老年人有动脉粥样硬化、肠结核者慎用;②用药过程中,如患者出现面色苍白、心率增速、心前区不适等症状时,应立即减慢滴速,并做好观察;③该药内含缩宫素,可使子宫强烈收缩,妊娠妇女忌用;④有时患者感觉腹痛或有便意时,此为药物达到有效浓度、肺出血部位小动脉收缩止血的表现;⑤当患者感到胸闷、喉痒、喉中有"嚯嚯"声、面部潮红等大咯血窒息先兆时,应适当加快静脉滴注速度或改为静脉注射。

五、健康教育

(一)心理指导

加强对患者及其家属的心理护理,使之了解只要坚持合理、全程化疗,完全可以康复,帮助患者树立信心,消除焦虑,充分调动人体内在的自身康复能力,使患者积极配合治疗,使其处于接受治疗的最佳心理状态。

(二)饮食指导

(1)高热能饮食:高热能饮食应每天供能 40~50 kcal(1 kcal=4. 19 kJ)。

(2)高蛋白饮食:每天蛋白摄入量为每千克体重 1. 5~2. 0 g,其中 1/3~2/3 为优质蛋白,应多食牛奶、鸡蛋及猪瘦肉、瘦牛肉及大豆类食品。

(3)补充维生素A、维生素B、维生素C、维生素D等,注意钙和铁的补充,多选用奶类、豆类、蔬菜等食物。

(4)并发贫血患者要供给含铁丰富食品,如肉和动物内脏。

(5)提供含维生素B_6丰富的食物,如花生、瘦肉、豆类、薯类食物等,以对抗由于异烟肼治疗而引起的不良反应。

(三)用药指导

督促患者按医嘱坚持规则、合理的治疗方法及持续按时服药,向患者及其家属指出不规则用药或过早停药不仅可导致治疗失败,还会诱导结核杆菌产生继发耐药,增加复治的困难,甚至成为难治病例。用药过程中严格掌握用药的剂量、方法及时间,注意药物不良反应,一旦出现及时就诊。

(四)病情观察

监测生命体征,注意有无高热、咳嗽、咳痰、胸痛情况,观察痰的颜色、有无血痰和咯血的征象。

(五)活动与休息

帮助患者和其家属制订合理的休息和活动计划。肺结核活动期或咯血时应以卧床休息为主,可适当离床活动,大咯血的患者应绝对卧床休息。恢复期可适当户外活动,如散步、做保健操、打太极拳等,但应保证充足的睡眠和休息时间,避免身心过劳。

(六)出院指导

(1)督促患者按医嘱服药,告知坚持服药的重要性。过早停药和不规则服药是治疗失败的主要原因。

(2)定期随诊复查,报告用药的不良反应,如有无肝区疼痛、巩膜黄染及胃肠道反应,以便医师及时调整用药方案。

(3)戒烟,戒酒,合理饮食,保证充足营养。

(4)保持心情舒畅,增强治病信心。

(5)坚持锻炼身体,以增强机体抵抗力,活动量逐渐增加。

(6)做好痰的消毒,被褥、书籍在烈日下暴晒 4~6 h;餐具分开,应煮沸消毒 10~15 min 或消毒液浸泡消毒 30 min 以上。

(7)如有发热、咳嗽、咳痰、食欲缺乏等可随时就诊。

第十一章　消化系统疾病概述

消化系统疾病是临床上最常见的疾病，包括食管、胃、肠、肝、胆、胰等器质性与功能性疾病。致病因素复杂，症状多样。目前临床诊疗技术日新月异，作为护理人员要不断提高、更新知识，才能有针对性、有预见性地护理，从而提高护理质量，满足患者的需求。

第一节　消化系统常见疾病和常见症状

一、消化系统常见疾病

按照病变器官不同，消化系统疾病可分为以下几类。

（一）食管疾病

常见疾病有食管炎、胃食管反流病、食管息肉、食管癌、贲门失弛缓症以及门静脉高压所致的食管静脉曲张等。

（二）胃、十二指肠疾病

常见疾病有急、慢性胃炎，十二指肠炎，消化性溃疡，功能性消化不良，胃息肉，胃癌等。

（三）小肠疾病

常见疾病有急性肠炎、肠结核、小肠吸收不良综合征、克罗恩病、急性出血坏死性肠炎等。

(四)大肠疾病

常见疾病有结肠炎、痢疾、炎性肠病、肠易激综合征、结肠息肉、大肠癌及阑尾炎等。

(五)肝疾病

常见疾病有病毒性肝炎、脂肪肝、肝硬化、原发性肝癌或转移性肝癌、肝囊肿、肝脓肿等。

(六)胆道疾病

常见疾病有胆囊炎、胆石症、胆管炎、胆道蛔虫病、胆道肿瘤等。

(七)胰腺疾病

常见疾病有急、慢性胰腺炎和胰腺癌。

(八)腹膜、肠系膜疾病

常见疾病有各种急、慢性腹膜炎,肠系膜淋巴结炎和结核,腹膜转移癌等。

二、消化系统疾病常见症状

消化系统各器官疾病的症状都不相同,同一器官不同疾病的症状也有差异。以下是常见症状。

(一)吞咽困难

腐蚀性或反流性食管炎、食管狭窄、食管内异物、食管贲门失弛缓症、食管癌等疾病均可有吞咽困难。食管癌患者的吞咽困难呈进行性加重,食管功能性痉挛的吞咽困难呈间歇出现。

(二)胃灼热

胃灼热是一种胸痛和剑突后的烧灼感,主要为酸性或碱性反流物刺激食管黏膜引起,常见于胃食管反流病、消化性溃疡等。

(三)反酸、嗳气

反酸是由于酸度较高的胃内容物经功能不全的食管括约肌反流至口腔,多见于消化性溃疡和胃食管反流病。嗳气见于胃腔内气体溢出口腔,多提示胃腔内气体过多或食管括约肌松弛,可见于胃食管反流病或胃、十二指肠、胆道疾病,也可与精神因素影响或不良饮食习惯吞入过多气体有关。

(四)胸痛

胃食管反流病或食管裂孔疝均可引起胸痛,即所谓非心源性胸痛。

(五)恶心、呕吐

恶心与呕吐常先后发生,也可同时出现。常见的有急性阑尾炎、急性胆囊炎、急性胰腺炎、肠梗阻、食管贲门失弛缓症、消化性溃疡、胃癌、胃黏膜脱垂症、胃肠道或全身性急性感染、各种食管狭窄、食管内异物、食管贲门失弛缓症等,也可由于神经系统疾病如颅内肿瘤或炎症引起的颅内高压、迷路炎或其他心脏疾病、内分泌代谢紊乱、药物等所致。

(六)呕血和黑粪

呕血者常有黑粪,有黑粪者不一定有呕血,这主要与出血的部位、出血量、出血速度有关。呕血和(或)黑粪均提示有上消化道出血。呕血和黑粪颜色的变化与出血病变部位的出血量及在消化道内停留的时间有密切关系。若出血量大，在胃内停留时间较短，迅即呕出，则呈鲜红色或暗红色；若出血量不大，血液在胃内停留时间较长，血红蛋白经胃酸的作用变为正铁血红素，则呕吐物呈咖啡渣样；血液若在肠道运行较快、停留时间短，则呈紫红色或暗红色；若血液在肠道停留时间较长，经肠道细菌的作用变为硫化物，则呈黑色，如黏稠发亮，常被称为柏油样大便。上消化道出血的常见病因有消化性溃疡、急性胃黏膜病变、食管癌、胃癌、肝硬化门静脉高压导致的食管-胃底静脉曲张破裂出血，胆胰疾病或血液疾病，尿毒症等。临床上应正确区分消化道出血引起的黑粪与服用铁剂或铋剂等药物引起的黑粪。

（七）便血

排出的粪便带有血液，呈鲜红色或暗红色，或排出全为血液，均称为便血。出血部位大多在回肠以下。上消化道和空肠的出血，如出血量大，血液在胃肠道内停留的时间短，粪便的颜色也可呈暗红色。高位结肠出血，血与粪便混杂，低位结肠、直肠出血，血液附着于成形粪便的外面；痔或肛裂出血，血液可在排便后滴下。小肠疾病引起的便血可见于肠结核、急性出血性坏死性肠炎、伤寒等疾病。结肠和直肠出血常见于细菌性痢疾、阿米巴痢疾、炎性肠病、息肉、肿瘤、痔、肛裂等。全身性疾病也可引起便血，如血液病、尿毒症等。

（八）腹胀

可由于胃肠内积气或积食、便秘、腹水、胃肠道梗阻、腹内肿物或胃肠道运动功能障碍所致。

（九）腹痛

是临床上最常见症状之一，常提示机体存在器质性病变或功能性紊乱。按腹痛的发病机制可分为内脏性腹痛、感应性腹痛、躯体性腹痛；按病程可分为急性腹痛和慢性腹痛。腹痛常见于消化系统疾病如消化性溃疡、阑尾炎、胃肠道感染、胆囊炎、胆石症、胰腺炎、胰腺癌、肝癌、腹膜炎、缺血性肠炎等；也可常见于其他系统疾病，如生殖系统疾病（卵巢囊肿蒂扭转）、泌尿系统疾病（输尿管结石）、心血管疾病（心肌梗死）或全身性疾病（过敏性紫癜、铅中毒）等。详细了解腹痛的性质、部位、程度、持续的时间、有无放射痛，以及与饮食和排便的关系等，对疾病的正确诊断和治疗有积极的作用。

（十）腹泻

可分为急性腹泻与慢性腹泻两大类，后者一般是指腹泻持续或反复发作超过2个月。急性腹泻常见于急性肠道感染如细菌性食物中毒、病毒性肠炎、急性菌痢、副霍乱、急性锌中毒等。慢性腹泻病因较多，肠源性者如肠结核、炎性肠病、慢性菌痢、结肠癌、肠易激综合征等；胃源性者如胃酸缺乏；胰源性者如慢性胰腺炎；肝、胆疾病如重症肝病、阻塞性黄疸等；全身性疾病如甲状腺功能亢进、尿毒症等。详细了解病史，观察粪便的性状、量与臭味，是否伴有不消化食物、脓血，是否伴有里急后重等症状，对腹泻的病因诊断和治疗有很大的价值。

（十一）便秘

肠内容物在肠内运行迟缓，排便次数减少。粪质坚硬、干燥，排便困难或有排便不尽感的症状。便秘与腹泻交替出现多考虑为肠结核、结肠肿瘤等；便秘伴消瘦、贫血应考虑结肠癌或直肠癌等；便秘伴急性腹痛、腹胀、呕吐或腹部肿块等，需考虑肠梗阻的可能。

（十二）黄疸

是指血清胆红素浓度高于正常值（3.4～17 μmol/L）所致的全身皮肤黏膜、巩膜黄染现象。黄疸的发生是由于胆红素的代谢和排泄障碍，如胆红素形成过多、胆红素结合的摄取障碍、胆红素排泄障碍。按黄疸发生的原因可分为溶血性黄疸、肝细胞性黄疸、胆红素代谢功能缺陷、阻塞性黄疸。消化系统疾病引起的黄疸常见于肝细胞性黄疸和阻塞性黄疸，前者如黄疸性病毒性肝炎、中毒性肝损伤、肝硬化、肝癌等，后者常见于原发性硬化性胆管炎、急性化脓性胆管炎、胆总管结石、胆道蛔虫病、急性与慢性胰腺炎、胰腺癌等。陶土样粪便常见于肝内或肝外完全性梗阻，重症病毒性肝炎亦偶有发生。胆总管结石若伴有寒战、发热、休克，多系急性化脓性胆管炎的征兆，常提示病情危重，护理上除要密切观察病情变化外，还应联系医师积极抢救。病毒性肝炎急性肝坏死，亦常伴有高热，提示病情凶险，要积极防治并发症的发生。

第二节　消化系统疾病的影像学检查

超声检查、电子计算机 X 线体层摄影（CT）、放射性核素扫描及磁共振成像（MRI）、内镜下逆行胰胆管造影（ERCP）等的问世，使消化系统疾病的诊断水平在过去 X 线（如腹部平片、气钡双重胃肠造影）的基础上有了很大的提高。

一、腹部 X 线片

对于判断腹腔内有无游离气体，肝、脾或胃的轮廓、钙化的结石或组织，以及判断肠腔内气体和液体方面有重要意义。

二、消化道气钡双重造影

除疑有胃肠道穿孔、肠梗阻或 2 周内有大量出血外，均适合做 X 线钡剂检查。消化道的钡剂造影检查能清楚地显示黏膜表面的细小结构，可提高较微小病变的确诊率，可发现胃肠道的溃疡、肿瘤、炎症、静脉曲张、结构畸形及运动异常等。对于贲门失弛缓症和胃黏膜脱垂等疾病的诊断优于内镜检查。

三、超声显像

超声诊断成像原理是利用超声波在人体不同组织中传播的特性和差异，以静态和动态图像反映组织的特性。可显示肝、脾、胆囊、胰腺的大小和轮廓，了解有无腹水及判断腹水的量，对肝癌、肝脓肿、胰腺癌、胆道结石、腹腔内实质性肿块等都有较大诊断价值。采用超声多普勒技术，可探查及检测门静脉系统血管的直径、血流速度、方向及有无狭窄、梗阻和异常回声，并可提示有无异常血流，有助于对门静脉高压及血管性病变如巴德-吉亚利(Budd-Chiari)综合征的诊断。此外，超声还能监视或引导各种经皮肝、脾穿刺，进而进行诊断和治疗等。

四、CT

是利用 X 线穿透人体后检测不同组织的吸收系数来成像。因其敏感度和分辨率高，可反映轻微的密度改变，对病灶的定位和定性效果较佳。对肝、胰腺等实质脏器的占位性病变如肿瘤、囊肿、脓肿，以及对脂肪肝、肝硬化、胰腺炎、胆结石等有较高的诊断价值。对于空腔脏器的恶性肿瘤性病变，CT 能发现其壁内病变与腔外病变，以及明确有无转移病灶，对明确肿瘤分期也有一定价值。

五、MRI

无 X 线辐射。其原理系质子和原子在自转时产生的电，在强磁场内使之排列成行而转为影像。所显示的图像反映组织的结构而不仅是密度的差别，清晰而层次感强，对占位性病变的定性诊断价值尤为重要，近年来常被用于肝、胰腺、脾等实质性脏器疾病的诊断。

六、消化道内镜

内镜根据不同用途可分为多种，如上消化道前视内镜，主要用于上消化道疾病的诊断，十二指肠侧视镜主要用于内镜下逆行胰胆管造影；小肠镜主要用于小肠疾病的诊断与治疗；大肠镜用于结肠、直肠病的诊断与治疗；胆管镜用于胆道疾病的诊断与治疗；胰管镜用于胰腺疾病的诊断。通过内镜检查可观察胃肠道、胆道、胰管内的各种病变，甚至色泽上的变化，并可在直视下取活组织做病理学检查。

七、超声内镜

是将微型高频超声探头安置在内镜顶端，当内镜插入体腔后，通过内镜直接观察腔内的形态，同时又可进行实时超声扫描，以获得管道层次的组织学特征及周围邻近脏器的超声图像，从而进一步提高了内镜和超声的诊断水平。此检查可明显提高图像分辨力，发现细小病灶，其性能在常规超声检查中是无法达到的。也可将微型超声探头经常规内镜活检孔道导入消化管狭窄病变部位及直接插入胆道和胰管内进行实时超声扫描。常用于探查消化管黏膜下病变及胆管、胰管病变的部位、性质、大小及周围情况，还可判断肿瘤的淋巴结转移情况，尤其对胰腺病变、胃部病变的诊断准确率明显优于体表超声检查。

八、胶囊内镜

2000 年以色列开发出第一台将图像连续发射至体外的医学照相机。外形酷似药品胶囊，吞入消化道后，能以每秒 2 幅速度自动摄片，通过逆向悬挂于患者腰背部的接收机传送图像，储存入电脑，24 h 后再分析检查结果。优点：①自动记录；②自动排除；③痛苦小；④能发现目前还是消化道盲区的小肠病变。缺点：①费用高；②只能诊断不能治疗。

九、经内镜进行胰胆管造影

是在十二指肠镜直视下行胰胆管插管，注入造影剂后行 X 线摄片。其可清晰显示胰胆管，对胆道肿瘤、结石、胰腺癌、慢性胰腺炎的诊断和肝内、外胆汁淤积的鉴别诊断等均有极大价值，并可采取多种技术治疗胆胰疾病。

十、磁共振胰胆成像

是利用磁共振脉冲序列，重 T_2 加权脂肪抑制序列链成像，静态液体呈高信号排序，与低信号或黑色背景形成对比，产生类似磁共振胰胆成像的胰胆图像。常用于磁共振胰胆成像失败或未能完全完成磁共振胰胆成像的胰胆管梗阻患者。该检查无创伤，不需要注射造影剂，无并发症。

十一、正电子发射计算机断层显像

是通过人体内注入正电子核素，经过衰变发出正电子，与周围组织中的负电子结合形成的一对能量相同光子，光子被探头所探测，经过数字化转化、计算机处理、重建而获得三维图像。常用于肿瘤良恶性鉴别、神经及精神系统疾病等的诊断和定位。该检查时间短、非侵入性、图像质量好，有利于发现转移肿瘤病灶。

十二、选择性内脏动脉造影

主要用于消化系统小肿瘤的定位、消化道出血的定位和定性，以及消化系统血管性病变的诊断。对消化道出血患者，可显示每分钟出血大于 0.5 mL 的活动性出血，尤其对于内镜检查失败的患者，不但对其有诊断价值，还可通过导管注入药物或栓塞来进行止血。

十三、活组织检查和脱落细胞检查

消化系统的活组织检查主要是通过内镜直视下直接取材，对食管、胃、胆道、胰管、结肠、直肠黏膜病变组织，或腹腔镜下对病灶取材做组织病理学检查。对胆管、胰管等部位进行刷检，收集脱落细胞，有利于对该部位肿瘤进行诊断。

十四、腹腔镜

腹腔镜技术对消化系统疾病的诊断与治疗价值日益凸显，其外径仅 2~3 cm，无须全身麻醉，创伤小，可直视观察肝、脾、腹膜及肠系膜，并可在直视下取活组织，了解腹腔肿物的性质，确定腹水的原因。

十五、胃肠运动功能检查

是诊断胃肠道动力障碍性疾病的重要手段。目前临床上常用的有食管、胃、胆道、直肠等处的压力测定，食管下端和胃内 pH 测定或 24h 持续监测等。

第三节　消化系统疾病的介入治疗

一、上消化道非静脉曲张出血

上消化道非静脉曲张性出血是指除食管-胃底静脉曲张破裂出血以外的其他上消化道出血，主要包括上消化道溃疡病出血、上消化道良恶性肿瘤出血、黏膜下恒径动脉破裂出血、食管贲门黏膜撕裂综合征及出血性胃炎等。内镜下的止血术因具有方便、易行、疗效可靠和创伤小等诸多优点，被广泛地应用到临床当中，被认为是非静脉曲张破裂出血的首选方法。

(一)局部注射治疗

1. 原理

利用内镜下专用注射针将止血药物注射到出血部位的黏膜中，一般临床上常规选择的止血药物为盐酸肾上腺素注射液(图 11-1)，能使血管痉挛和血小板凝集，有助于出血血管的血栓形成，同时局部注射后形成周围组织肿胀，可以暂时压迫止血,从而达到良好的止血效果,止血率达 97%。

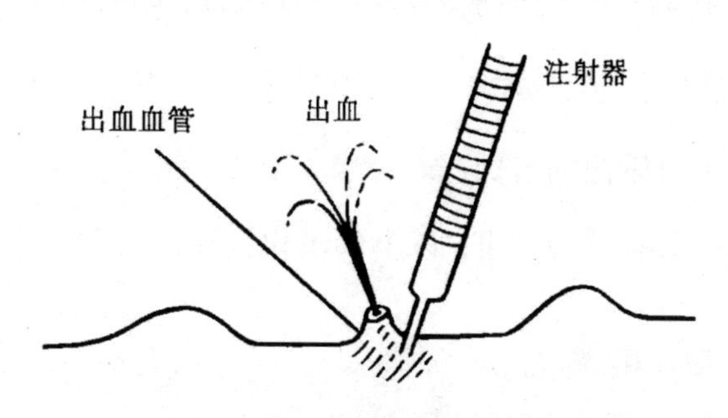

11-1　局部盐酸肾上腺素注射止血

2. 适应证及禁忌证

(1)适应证:适用于各种血管尤其是直径小的血管,对恒径动脉破裂出血和吻合溃疡出血也有良好的止血作用。

(2)禁忌证:穿透性溃疡底部出血。

(二)凝固治疗

1. 原理

将出血病变以凝固坏死的方式达到止血目的,主要方式有氩等离子体凝固术、高频电凝治疗、微波及激光凝固治疗等。

2. 适应证

适用于活动性出血。

(三)局部药物喷洒

1. 原理

(1)去甲肾上腺素:直接喷洒去甲肾上腺素到出血创面,直接强烈收缩血管而达到止血目的。

(2)凝血酶:是消化科常用的止血药,能直接作用于血液中的纤维蛋白原,促使其转变为纤维蛋白,加速血液凝固,从而达到止血目的。

2. 适应证及禁忌证

(1)适应证:小血管出血、渗血等。

(2)禁忌证:Forrest 分级在Ⅱa 以上的消化性溃疡合并出血。

(四)止血钛夹治疗

1. 原理

是公认的消化道急性出血的有效治疗方法,其作用机制与外科血管缝扎相同,是一种物理性机械方法,机械地钳夹出血灶,截断血流,封闭创口,达到立即及永久性止血的目的,局部经炎性过程形成肉芽组织,有利于创面的愈合。

2. 适应证

适用于血管直径<3mm 的病灶出血;消化性溃疡畸形动脉性出血;消化道息肉切除术后出血;预防出血的治疗。

二、上消化道静脉曲张性出血

上消化道静脉曲张性出血是指由于各种原因导致的门静脉高压、血流阻力增加而形成的门体侧支循环血管破裂引发的出血。临床上常用的方法有结扎治疗术、硬化治疗术和栓塞治疗术三种。

(一)结扎治疗术

1. 原理

通过对曲张静脉基底部的结扎,使得曲张的静脉慢慢缺血、纤维化最终坏死并脱落。

2. 主要装置

套扎装置有 Wilson Cook 公司生产的六连环套扎器和 Olympus 公司生产的尼龙绳。

3. 操作方法

(1)套扎准备:将套扎器或尼龙绳固定于内镜前端,进镜到达静脉曲张处,仔细观静察脉曲张状况。

(2)套扎顺序:通常先从下段近贲门侧开始先套正在出血或可能出血的静脉,用吸引器将曲张静脉吸入套扎器内转动控制器或抽拉尼龙绳,将橡皮圈套或者尼龙绳套住曲张静脉基底部,成功后往上套扎其他曲张静脉。

(二)硬化治疗术

1. 原理

使注射局部黏膜和曲张静脉发生化学性炎症,曲张静脉内血栓形成,2 周左右肉芽组织逐步取代血栓,3 个月后肉芽组织逐渐机化,静脉周围黏膜凝固坏死形成纤维化,增强静脉的覆盖层,防止曲张静脉破裂出血。

2. 硬化剂

常用的硬化剂为 1%乙氧硬化醇。

3. 操作方法

(1)病灶选择:插入胃镜后观察静脉曲张情况,选择正在出血的静脉或粗大伴有红色征象的血管。

(2)注射顺序:从远端曲张静脉周围黏膜开始向壁内注射硬化剂 1 mL,使黏膜肿胀压迫周围血管,再向其近侧 5 cm 处注射 1~2 mL,再向曲张静脉内注射硬化剂 3~5 mL,使静脉栓塞。

(3)拔针:缓慢边退边注射,避免堵塞血管针孔。

（三）栓塞治疗术

1. 原理

组织黏合剂是一种快速固化的水溶性制剂，静脉注射后与血液接触后能在数秒内发生聚合反应、硬化，迅速堵住出血的食管静脉或胃曲张静脉。目前学者认为，栓塞疗法为食管静脉曲张活动性出血的首选方法，也是胃静脉曲张出血内镜治疗唯一可选择的有效措施。

2. 常用栓塞剂

组织胶[氰丙烯酸盐（histoacryl）]及 TH 胶（α-氰基丙烯酸醋等）和碘油造影剂（lipiodol）。

3. 操作方法

（1）插入注射针：暴露曲张胃底静脉，选择最佳部位，沿活检钳道插入注射针，注射前先用碘油造影剂冲洗，至滴出造影剂为止，以润滑注射针管道。

（2）组织胶溶液注射：当刺入静脉内后，从三通开关迅速注射组织胶溶液。

（3）生理盐水注射：从另一侧迅速注射生理盐水以冲洗针孔内的组织胶，缓慢退出注射针，观察注射部位有否出血。

三、消化道狭窄

消化道狭窄是指良、恶性病变或者手术之后瘢痕所引起的消化道良、恶性狭窄，常导致完全或者不完全消化道梗阻，引起摄食、消化、吸收及排泄功能障碍，导致营养缺乏、水电解质紊乱、消瘦、恶病质等。其中，良性狭窄有先天性和继发性之分，如先天性食管狭窄、贲门失弛缓症、损伤后狭窄等，恶性狭窄主要为消化道恶性肿瘤所致，如食管癌、胃癌、结肠癌等。主要适用于不能或不适合手术患者，有麻醉禁忌证等患者。

(一)肉毒杆菌毒素注射

1. 适应证

常用于动力性狭窄(主要是贲门失弛缓症)患者。

2. 操作方法

(1)测压:食管及贲门测压。

(2)超声内镜测量:超声探头测量贲门部下食管括约肌、食管壁各层的厚度。

(3)内镜下注射:直视镜下利用内镜注射针在齿状线上方0.5 cm左右分四点注射,每一点的注射剂量为20 U。

(4)超声内镜测量:固有肌较注射前明显增厚,固有肌层有明显回声减低区为达到治疗要求。

(二)隧道内镜技术

1. 适应证

用于贲门失弛缓症及食管壁黏膜深层肿物切除,以缓解食管和贲门狭窄。

2. 操作方法

(1)黏膜层切开:利用ESD的技术,通过内镜在食管下段切开黏膜层。

(2)隧道建立:在黏膜下层进行分离,并逐渐向前推进,建立黏膜下隧道直达贲门或肿物上方。

(3)贲门失弛缓症:往下建立隧道直达贲门下方,显露出食管贲门平滑肌,然后在内镜直视下纵向切开食管下段括约肌,解除贲门狭窄,然后退出隧道,关闭隧道口黏膜切开处。

(4)黏膜深层肿物:当切开到黏膜肿物上方后,沿肿物四周切开后充分暴露肿物,在直视下将肿瘤完整切除,然后经由隧道取出肿物,最后关闭隧道入口黏膜。

(三)球囊扩张术

1. 适应证

(1)炎性狭窄。

(2)术后吻合口狭窄。

(3)动力性狭窄。

(4)晚期肿瘤导致消化道狭窄。

2. 术前注意事项

(1)术前一般禁食 12 h,如狭窄段有大量食物潴留时,除延长禁食时间外,必要时插管清洗。

(2)如有严重炎症及溃疡,应先用药物治疗。

(3)为减少胃肠道蠕动,术前可使用抗胆碱药丁溴东莨菪碱 20 mg。

3. 操作方法

在内镜直视下将球囊扩张器插入狭窄孔内,使中线达到狭窄部,内镜直视下用专用压力泵打气或者造影剂直至球囊充盈,达到扩张目的。

(四)探条扩张法

1. 适应证

非动力性狭窄、炎症、术后瘢痕、肿瘤等形成的狭窄为主。因其长度长且不易拐弯,因此临床上主要用于食管狭窄病变处。

2. 操作方法

(1)导丝插入:在内镜直视下经内镜活检钳道插入导丝,将导丝前端插入狭窄处,使导丝头端柔软部必须进入狭窄孔以下 10 cm 以上。

（2）探条插入：保持导丝不动的情况下退出内镜，将中空的扩张探条插入导丝，并沿导丝慢慢将探条的圆锥部插入，直至体部（圆柱形部分）通过狭窄口停留1 min后退出扩张器并保持导丝固定不变，以此逐步增加扩张器直径，使狭窄部被缓慢扩开。

（3）导丝、探条退出：扩张完毕后探条与导丝一同退出，再次进镜观察病变情况，以上操作应在X线配合下完成。

（五）金属自膨式支架置入术

1. 适应证

（1）肿瘤、手术后吻合口瘢痕狭窄。

（2）化学药品的烧灼。

（3）反复出现狭窄。

2. 分类

（1）特殊膜性材料：支架外表面涂覆特殊膜性材料（聚四氟乙烯、涤纶、聚酯、聚氨基甲酸乙酯等），适用于手术吻合口瘢痕狭窄、化学药品烧伤等良性病变，达到效果后支架可以回收。

（2）未覆膜：主要针对晚期恶性肿瘤导致的消化道狭窄者，不可回收。

3. 操作方法

（1）部分扩张：支架置入前，常规用扩张探条或者扩张球囊行狭窄部分扩张，至少使扩张后最狭窄断面的直径大于支架推送器外直径。

（2）支架选择：选择大钳道的内镜（常规3.7 cm以上），在内镜直视下将导丝头端送过狭窄段后，沿导丝插入造影导管并注射造影剂，通过X线确定狭窄情况，从而选择长度及膨胀直径合适的支架。

（3）支架释放：若支架推送器的外直径小于钳道直径（如十二指肠支架、结肠支架等）时，支架则可以通过内镜钳道在内镜直视下释放支架；若支架推送器的外直径大于钳道直径（如食管支架），则需在保持导丝不动的情况下退出内镜，经导丝引导置入金属支架，使支架部分的中央位于狭窄段的中间位置，并保证两端露出狭窄段，通过 X 线引导释放支架。

四、消化道息肉

息肉是指人体组织表面长出的多余肿物，现代医学通常把生长在人体黏膜表面上的赘生物称为息肉，属于良性肿瘤的一种。息肉从组织学上可以分为肿瘤性、错构瘤性、化生性和炎性四大类；按有蒂或者无蒂大致可分为有蒂型和广基型。内镜下切除是目前治疗消化道息肉最普及、最简捷的方法，其特点是不需要强制麻醉，避免剖腹，损伤小，痛苦少，费用低，对年老体弱或者婴幼儿均适用。治疗息肉的方法有很多，如内镜下高频电切、激光、氩等离子体凝固术、微波、冷冻等，其中以高频电最常用，故以下重点介绍高频电切除息肉方法。

（一）高频电切除术附件

内镜下的消化道息肉根据不同的要求一般所用到的治疗附件有电圈套器、电热活检钳、注射针、热止血钳、ESD 专用附件、止血钛夹、钛夹释放装置、先端透明帽、网篮或者三爪钳等。

（二）操作方法

（1）直径小于 0.5 cm 息肉：对于体积相对较小的息肉，采用电热活检钳灼除法。首先用电热活检钳咬持息肉头部，然后向上轻轻提拉，使基底部形成假蒂，通电凝固后即可拔除，钳杯中央组织不会灼伤，仍可送做病理检查，体型相对较小息肉亦可采取电凝灼除术，缺点是无组织学病理。

（2）直径大于 0.5 cm 小于 2 cm 且基底无蒂、扁平息肉：此类息肉形态扁平且相对较大，如用电圈套器无法收住基底部，应于镜身前端先置入带凹槽的先端透明帽，内镜直视下在息肉周围用注射针于黏膜下注射甘油果糖+肾上腺素

+亚甲蓝注射液,使息肉抬举良好。然后选择钢丝柔软圈套器塑形,将圈套器钢丝均匀盘在凹槽上后对准息肉吸引,将息肉吸入透明帽内,勒紧钢丝通高频电,将息肉切除。

(3)直径大于2 cm且无蒂息肉:此类息肉体型较大,基底部广泛,如采取传统方法使用电圈套器切除,因通电时间较长易伤及固有肌层,则有消化道穿孔的危险。因此,需采取EMR方式。在切除之前应用注射针于息肉周边黏膜下注射甘油果糖+肾上腺素+亚甲蓝注射液,使息肉整体被抬举起来再行电圈套器通高频电将息肉切除,避免了消化道穿孔的危险。

(4)直径大于3 cm以上广基息肉:此类息肉应采取ESD的方法。于息肉外围0.5 cm左右对切除范围进行标记,黏膜下注射甘油果糖+肾上腺素+亚甲蓝注射液将黏膜抬举,用ESD专用器械将黏膜沿标记点外缘切开并逐步剥离,最后将整片黏膜切除干净。

(5)有蒂息肉:针对有蒂息肉,应于切除之前先在息肉蒂部注射1∶10000肾上腺素+生理盐水注射液,以防切除后大出血,然后用圈套器套住息肉使收紧的圈套器距离消化道黏膜0.5 cm左右,防止损伤消化道管壁,切除过程中切忌用力过猛,防止息肉被机械勒除。

(三)标本回收

切下的息肉标本送病理,检查其性质及有无恶变,对决定下一步随访和处理有很大价值。对于体型较小的息肉可以用内镜吸引通道通过吸引将标本回收,较大的息肉可用网篮及三爪钳等器械回收。切下息肉后应再次仔细观察创面,查看是否有穿孔迹象,必要时用止血钛夹将创面封闭,对于有出血及潜在出血迹象的患者,应用止血钛夹、热止血钳等方式止血。

五、消化道早癌、癌前病变、黏膜下肿瘤

(一)经内镜黏膜层切除术

经内镜黏膜层切除术是指于病灶处黏膜下层注射药物后将病变抬举,使病变与固有肌层分离后,对扁平隆起性病变使用电圈套器电切的技术。

1. 适应证

(1)平坦型息肉及黏膜下肿瘤,无淋巴结转移、浸润度浅的早癌(直径<2 cm)。

(2)食管早癌、黏膜内癌中无溃疡糜烂的分化型胃癌(直径 3 cm)。

(3)有溃疡糜烂的分化型胃癌(直径<3 cm)。

(4)无溃疡糜烂的未分化型胃癌、结直肠的黏膜层及黏膜下层癌(直径<2 cm)。

2. 禁忌证

(1)胃肠镜检查禁忌者。

(2)凝血功能障碍,有出血倾向者。

(3)肿物表面有明显溃疡或瘢痕者及超声内镜提示癌症已浸润达黏膜下层 2/3 以上者。

3. 并发症

(1)出血:是最主要的并发症,一般发生于术中及术后 24h 以内,视病变部位、大小及操作方法不同,其出血发生率为 1.7%~11.5%,出血量一般不多,通常能在氩等离子体凝固术、注射肾上腺素、冰去甲肾上腺素生理盐水冲洗及止血夹夹闭止血中收到良好的效果,及时发现和处理术中出血是预防术后出血的关键。

(2)消化道狭窄:EMR 术后由于瘢痕的存在,可以导致消化道狭窄,尤其是

对于食管及结肠等消化道管腔相对狭窄的器官，术中切除黏膜超过3/4周径、黏膜缺损超过3 cm都会显著增加术后消化道狭窄的发生率。

（二）经内镜黏膜下层剥离术

经内镜黏膜下层剥离术（endoscopic submucosal dissection，ESD）是在经内镜黏膜层切除术基础上发展起来的新技术，治疗主要针对消化道早癌、癌前病变、黏膜下肿瘤。通过ESD可以完整地切除病变，达到根治消化道肿瘤的目的。

1. 适应证

（1）早期癌：无论是否有淋巴转移，只要癌症局限在黏膜层及黏膜下层者，ESD均可以切除肿瘤以达到与外科手术相同的目的。

（2）巨大消化道平坦型息肉：当平坦型息肉的直径超过2 cm者推荐ESD切除病灶，一次性完整地切除病变。

（3）黏膜下肿瘤：超声内镜下诊断为黏膜下肿瘤（包括间质瘤、平滑肌瘤、脂肪瘤）者且起源于固有肌深层以上者，适合ESD术挖除，但对于起源于固有肌深层者一般不推荐。

（4）EMR术后残留或术后复发：由于EMR仅仅是采取传统的电圈套器将病变黏膜切除，对于病变黏膜与周围正常组织边界不清时，则很难将其完整切除，而ESD则可以自病变外缘或下缘的黏膜下层剥离病灶，解决因EMR造成的病变残留及复发。

2. 禁忌证

（1）胃肠镜检查禁忌者：常规胃肠道检查的禁忌者。

（2）凝血功能障碍：对于有严重凝血功能障碍的患者且没有得到及时纠正前，禁忌行ESD术。

（3）严重的心肺功能障碍：患者有严重的心肺功能疾病，不能耐受手术及麻醉者。

(4)抬举征阴性:黏膜下注射时病变组织局部不可被抬举,则提示病灶基底部与固有肌层已有粘连,肿瘤已侵犯至固有肌层。

(5)血液病:血液病患者。

3. 并发症

(1)出血:从黏膜下注射、黏膜切开及黏膜剥离均可发生出血,出血率一般为7%,大多数为少量出血,部分病例出现延迟出血。出血的多少与病变部位、大小、操作者的熟练程度和对血管的预先发现及处理能力有关。在剥离过程中,少量渗血可直接用冰去甲肾上腺素溶液冲洗,小血管直接电凝处理,大血管选用热凝血钳烧灼,必要时用止血钛夹夹闭血管残端。病变剥离后,应电凝除去创面上所有裸露的小血管,必要时用金属钛夹缝合创面,以达到术中止血和预防术后迟发性出血的目的,术后加强抑酸及止血等药物治疗。

(2)穿孔:是ESD最严重的并发症,操作越困难的病变穿孔率越高,一般于术中便可及时发现。术前超声内镜检查明确病变浸润深度、黏膜下注射可见抬举征、清晰手术视野、熟练操作各种器械及合适的止血方式均可有效地减少穿孔的发生。一旦发生穿孔,创面较小者可通过内镜下钛夹夹闭穿孔面,后经内科非手术治疗,如胃肠减压、禁食水和PPI治疗后基本可愈合,但对于较大穿孔者需行外科治疗。

六、贲门失弛缓症、固有肌层的黏膜下肿瘤

隧道内镜技术是指通过内镜在消化道黏膜下建立位于黏膜层及固有肌层之间的一条隧道,通过该通道进行内镜下手术治疗的方式,是一种新型的内镜下治疗方式。

(一)适应证

主要应用于治疗贲门失弛缓症的经口内镜下肌切开术和固有肌层的黏膜下肿瘤切除的经内镜黏膜下隧道肿瘤切除术。

(二)并发症

除其他腹部常见的出血、穿孔、腹痛、腹胀等并发症之外,其特有的最常见并发症是纵隔和皮下气肿以及气胸和气腹。由于食管的管壁缺乏浆膜层,仅仅是一层纤维膜包绕在固有肌层外面,固有肌层分为内环、外纵两层,两者之间界线不明显,在建立黏膜下隧道后,进行环形括约肌的离断和黏膜下肿瘤剥离时,较易损伤纵行肌束,气体可直接进入胸腔和腹腔从而发生气胸、气腹、纵隔气肿、皮下气肿等并发症。

(三)预防及护理措施

(1)术中配合:操作应娴熟和轻柔,不损伤食管的外膜和胃浆膜层。

(2)灌注气体:采用 CO_2 灌注,即使发生气胸等并发症时,气体也可迅速被吸收。

(3)一般措施:保持半卧位、吸氧、心电监护等。

(4)皮下气肿:如出现呼吸困难,皮下气肿明显,可使用 8 号针行皮下穿刺放气,同时可用静脉穿刺导管行胸腔穿刺闭式引流。密切观察气道压、氧饱和度及腹部症状。

七、肠内营养及胃肠减压

经皮内镜下胃造口术是指在内镜辅助下使用非手术的方法建立经皮进入胃腔的通道,利用胃造口进行肠内营养输注或进行姑息性胃肠减压治疗,其优点是费用低、操作时间短(15~30 min)、并发症少、创伤小、恢复快等。

（一）适应证

（1）各种原因造成的吞咽和进食困难，如高位食管癌患者。

（2）头颈部肿瘤和外伤、脑卒中、运动神经性疾病等所致的吞咽困难。

（3）无法插胃管或耐受手术。

（4）术后食管-气管瘘。

（二）禁忌证

（1）胃壁与腹壁较难靠近，如大量腹水、肝大。

（2）严重的心肺功能障碍。

（3）病情危重，生命体征不平稳。

（4）出凝血功能障碍。

（5）食管-胃底静脉曲张被视为相对禁忌证。

（三）术前护理

（1）相关检查：术前常规检验出、凝血功能。

（2）禁食：术前禁食 8~12 h。

（3）术前给药：术前肌内注射丁溴东莨菪碱（解痉灵）10~20 mg，咽部 2%利多卡因麻醉；给予广谱抗生素静脉滴注 2~3 d 或者术前 30 min 一次性足量给予。

（4）监测生命体征：常规心电监护，监测脉搏、血压、氧饱和度等。

（四）术后并发症的预防及护理

PEG 术并发症的发生率相对较低，为 3%~5.9%。其主要并发症包括腹膜炎、胃结肠瘘、出血、内垫综合征、造口处切口感染、误吸等。

（1）腹膜炎：窦道未形成时导管装置移出，内垫变形，胃壁与腹壁的位置差形成内瘘。可先行胃肠减压并使用广谱抗生素，如出现发热、血白细胞计数增多、局部腹痛、肠鸣音减弱，应考虑腹膜炎，应行剖腹探查术。

(2)胃结肠瘘：结肠位于腹壁和胃之间，通过PEG管灌食的营养液直接进入结肠可导致腹泻，PEG管内注射造影剂X线摄片证实即可诊断。PEG管移除后1周可自愈，少数患者则仍需行手术治疗。

(3)出血：内垫与胃壁黏膜贴合过紧，压迫导致坏死形成溃疡，溃疡破溃后出血，以长期服用抗凝药的患者多见。PEG术前常规停用抗凝药1周，术后24 h后无出血再服用，若患者出现呕血、黑粪、血压下降和腹痛等症状，可在内镜下诊断并治疗。

(4)内垫综合征：由于患者在造口管拖出时过度紧张，导致胃黏膜缺血坏死和内垫移入胃壁或者腹腔。一旦发生内垫综合征，去除胃造瘘管再次置入即可，让外垫与皮肤之间留有一定的缓冲，定期松动造口管，可防止内垫综合征的发生。

(5)造口处切口感染：术前腹壁、内镜消毒不彻底，患者本身消化道的细菌感染或者操作过程中未注意无菌操作，都可导致切口感染。术前常规使用广谱抗生素；清醒患者术前应漱口或行口腔护理；操作过程中要加强腹壁皮肤的消毒，严格执行无菌操作。

(6)误吸：体弱、中枢神经异常、呼吸道保护反射消失等患者都容易导致误吸，并常与患者本身的情绪状态有关。喂食前应注意患者肠鸣音，监测胃内残余量，若术后出现发热、白细胞计数增多、呼吸系统症状时应怀疑误吸可能，应行胸部X线摄片帮助确诊。

八、肝胆胰系统疾病

(一)经内镜逆行胰胆管造影术

在诊断性ERCP进一步完善和提高的同时，各种治疗性ERCP技术也相继问世，继之开展了内镜下十二指肠乳头括约肌切开术（endoscopic sphincterotomy，EST）、胆胰管结石取出术、鼻胆管引流术（endoscopic nasobiliary drainage，ENBD），逆行性胆管内引流术（endoscopic retrograde biliary drainage，ERBD）。另外，胰管塑料支架治疗胰管梗阻问题，自膨式金属支架应用于胆管狭窄进行减黄治疗，胆胰管细胞刷检提高胆胰疾病的诊断率，胆胰管内腔内超声检查（intraductal ultrasonography，IDUS）弥补了 ERCP 仅能观察管腔形态、不能观察管壁内或实质内病变的缺陷。

1. 适应证

一般认为凡疑有胰胆管疾病者均为适应证。

(1)原因不明的梗阻性黄疸。

(2)疑为胆胰及壶腹部恶性肿瘤者。

(3)疑为胆源性胰腺炎者。

(4)原因不明的复发性胰腺炎。

(5)胰胆系先天性异常，如胆总管囊肿、胰腺分裂症、胆胰管汇流异常者。

(6)胆囊切除术后复发性右上腹痛者。

(7)胆道感染并胆管狭窄阻塞需行鼻胆管或内支架引流减黄者。

(8)胆管或胰管疾病须行内镜下治疗者。

(9)不明原因上腹痛须除外胆管及胰管疾病者。

(10)疑为肝胰壶腹括约肌及胆管功能障碍须测压者。

(11)因胆胰疾病须收集胆汁、胰液检查者。

(12)疑为胆道出血者。

(13)胰腺外伤后怀疑胰管破裂及胰漏者。

(14)胆管手术后疑有误伤及胆漏者。

(15)某些肝脏疾病及肝移植术后需要了解胆管情况者。

2. 禁忌证

（1）严重心、肺、肝、肾功能障碍及精神异常者。

（2）上消化道狭窄甚至梗阻者，十二指肠镜无法达到十二指肠降段者。

（3）急性胰腺炎发作期或者慢性胰腺炎急性发作除外胆源性急性胰腺炎者。

（4）严重胆道感染者。

（5）有胆道狭窄及梗阻者，而不具备胆汁引流条件者。

（6）其他上消化道检查禁忌者。

3. ERCP 术前护理

（1）心理护理：术前应耐心向患者介绍 ERCP 的手术过程、优缺点、配合注意事项，增加患者对 ERCP 术的了解，解除紧张情绪，有助于松弛患者十二指肠乳头平滑肌。

（2）患者准备：完善相关入院检查和心、肺、脑、肾功能及出、凝血时间；抗生素过敏试验；术前至少禁食、禁水 8h，若为老年患者及平常消化功能不良者需适当延长禁食、禁水时间，必要时留置胃管；去除厚重衣物、金属物件、义齿等；术前静脉留置套针。

（3）术前给药：术前 10 min 口服利多卡因胶浆；术前静脉给予哌替啶、地西泮及丁溴东莨菪碱。

（4）器械及附件准备：常规准备消化内镜、高频电发生器及内镜附件。

3. 术后并发症

（1）急性胰腺炎：主要是注射造影剂后引起，尤其是胰管本身有病变或胰管反复注射造影剂，引起微细胰管及胰腺实质显影时易发生。

（2）急性化脓性胆管炎：是常见的严重并发症，多见于阻塞性黄疸患者，造影导管将肠道细菌带入胆管内，EST 未能完全切开，切口过于水肿，胆管内结石未能完全取尽甚至嵌顿并发胆道感染。

(3)低氧血症:主要是由于镇静药如哌替啶、地西泮等用量过大所引起,多见于老年人,尤其患有阻塞性肺疾病者。

(4)出血:术后出血常发生于 EST 术后,极少数是贲门黏膜撕裂所致,有即刻出血及迟发型出血。前者是 EST 术中的出血,易于发现并及时处理;后者是术中无出血或有出血已经过内镜治疗,术后 24h 或数天甚至数周发生出血。

(5)穿孔:多发生于 EST 术后,与乳头小、切口过大、切开方向偏离、乳头旁憩室等有关。

(6)其他:如取石网篮嵌顿、碎石时网篮断裂,多见于结石大、质地坚硬,若内镜尝试一旦失败,应紧急施行外科手术。

(二)超声内镜

近年来,超声内镜下的微创治疗也得到不断发展,像腹腔神经丛阻滞术用于治疗胰腺癌引起的顽固腹痛,p53 腺病毒注射治疗胰腺肿瘤,放射性 ^{125}I 粒子治疗胰腺癌,超声内镜引导下的胰腺假性囊肿穿刺引流术等,这些操作提高了胆胰系统疾病的诊疗水平,开创了消化病的新治疗方法。

(三)经导管动脉化疗栓塞术

将导管选择性或超选择性插入肿瘤供血靶动脉后,以适当的速度注入适量的栓塞药,使靶动脉闭塞,引起肿瘤组织的缺血坏死。使用抗癌药物或药物微球进行栓塞可起到化疗性栓塞的作用,称之为经导管动脉化疗栓塞术(transcatheter arterial chemoembolization,TACE)。目前,最多用于肝癌的治疗包括肝动脉插管化疗栓塞或肝动脉插管化疗灌注。

1. 适应证

(1)原发性或者转移性肝癌术后复发(肝功能 Child 分级为 A 级、B 级)。

(2)肝血管瘤、肾癌、盆腔肿瘤。

(3)鼻咽癌,肺癌,消化道、盆腔肿瘤大出血。

2. 禁忌证

(1)心血管疾病及糖尿病未得到有效控制者,如严重的高血压。

(2)有出血倾向的血液疾病者。

(3)肝肾功能严重不全,肝癌时严重黄疸、门静脉主干完全栓塞、严重腹水。

(4)白细胞(WBC)计数 $<3\times10^9$/L,有感染风险者。

(5)有碘过敏史者。

(6)肝癌患者门静脉主干完全栓塞、大量腹水者。

3. 术后并发症

(1)栓塞后综合征:为最常见的术后并发症,表现为发热、恶心、呕吐、上腹部疼痛、黄疸,通常伴有氨基转移酶的升高,发生率相对较高。栓塞综合征一般发生于 TACE 术后 3~4d,无须抗生素治疗,对于患者发生的疼痛一般只需对症处理即可。

(2)穿刺点出血感染:多因穿刺操作不规范,无菌操作不严格、术后压迫时间不够或者不当、肝功能受损、凝血机制障碍引起。

(3)骨髓抑制:TACE 虽属于局部治疗,但化疗药物经过肝的首过效应后仍可部分进入外周循环引起骨髓抑制,导致白细胞、红细胞、血小板减少,引起感染、贫血、发热等症状。

(4)胆道损伤:包括急性胆囊炎、胆道梗阻、弥散性肝内血管扩张、胆结石等。

(5)肝衰竭:90%的患者 TACE 术后会不同程度地出现慢性肝功能损害,表现为血清白蛋白下降,70%患者可出现肝硬化或者肝硬化程度加重。

(6)上消化道大出血:为最严重的并发症,死亡率较高。随着 TACE 次数的增加,食管-胃底静脉曲张破裂出血的机会也增多。

(7)其他:TACE术后的其他并发症包括肺栓塞、肝脓肿、心脏损害、腹壁皮肤损伤等。

第四节　消化介入治疗的健康教育

消化介入治疗因其具有创伤小、恢复快的特点,已经成为很多消化道疾病治疗的首选方法。但由于对介入治疗技术缺乏了解及目前介入治疗仍存在风险,很多患者和其家属出现紧张、恐惧心理,这就要求护理人员给予正确的指导,包括介入治疗的发展情况、此次介入治疗的意义,介入治疗前后、出院后的注意事项,使患者及其家属能更好地理解、配合医护人员。护理人员不仅要在术前做好充分的准备工作,而且在术后要密切观察病情变化,积极防治可能出现的并发症,最大限度地保障患者的安全。

一、内镜介入治疗

(一)术前准备

(1)术前禁食、禁水4~8 h,对消化道梗阻如食管狭窄患者,需禁食、禁水12 h以上,必要时给予洗胃,以避免在检查治疗中潴留的食物反流至气管造成窒息。

(2)在右手臂上留置静脉套针,以备术中静脉麻醉推药和输液。内镜检查时患者常需左侧卧位,右手臂留置静脉套针可避免穿刺处受压。术晨抽血测血型及交叉配血。

(3)多关心体贴患者,嘱家属陪伴,解除过度恐惧和紧张情绪。

(4)嘱患者术前30 min缓慢吞咽胃镜胶。胃镜胶能使口咽部麻醉的同时还能减少胃内泡沫,使操作视野清晰。

(5)术前15 min肌内注射地西泮5 mg、丁溴东莨菪碱20 mg,必要时给予静脉注射盐酸哌替啶 5~10 mg。

(6)告知术中配合事项,如宽松着装,体位,咬住口圈,拍片时配合呼吸等。

(二)术后注意事项

(1)绝对卧床休息 24h。

(2)视介入治疗和病情而定,禁食、禁水 1~3 d。禁食期间给予补液和营养支持。如病情平稳可改流质饮食,1~2 d 后逐渐过渡到半流质、软食饮食。

(3)严密监测生命体征,观察患者有无恶心、呕吐、吞咽不适、胸痛、胸闷、腹痛、呕血、黑便等情况,并嘱患者如出现不适及时告知医护人员。

(4)行 ERCP 检查者术后 3 h 和 24 h 抽血查血淀粉酶,根据血淀粉酶报告情况调整患者的饮食和治疗护理措施。对于留置鼻胆管的患者,要固定牢固,告知患者翻身、起床时动作要轻缓,避免抓、拉,保持有效引流。

(5)对于食管曲张静脉硬化剂注射的患者,嘱避免大声说话、用力咳嗽或排便等,以免腹内压升高增加上消化道出血的危险性。

(6)胃息肉摘除、大块黏膜切除术的患者,告知患者伤口结痂处 10~14 d 痊愈脱落,避免在此期间进食粗糙、过硬、过多食物,以免造成术后出血。

(三)出院宣教

(1)劳逸结合,避免劳累,保持开朗情绪。

(2)对于食管、胆管、胰管支架置入的患者,避免剧烈运动,以免导致支架移位。食管支架置入术后,避免粗、长纤维食物,以免挂在支架上或堵塞支架。

(3)嘱患者戒烟、酒。对于胆道疾病患者,嘱低脂清淡饮食,避免暴饮暴食。对于胃肠疾病患者,避免生、冷、刺激性食物。

(4)门诊随访。如出现呕血、黑粪、腹痛等症状应及时就医。

二、动脉插管栓塞术

(一)术前准备

(1)介绍操作过程(经皮—股动脉—髂外动脉—腹主动脉—肝固有动脉)。

·(2)保证充足的睡眠,保持良好的心态。练习床上排便。

(3)介入前禁食、禁水 4~6 h,排空小便。

(4)根据医嘱抽血查血常规、肝功能、出凝血时间、血型及备血,了解心肺功能。

(5)当日备皮,剔除会阴部至大腿上部 10 cm×10 cm 范围的汗毛。

(6)备 1kg 的沙袋,用于术后压迫穿刺处。

(7)术前留置静脉套针,备术中用药或补液。

(8)术前按医嘱带好止吐针(枢丹、昂丹司琼等),并携带病历、影像学资料等。

(二)术后注意事项

(1)绝对卧床休息 24 h,术肢制动 12 h,穿刺部位加压包扎、沙袋压迫 4~6 h。

(2)监测生命体征,观察有无恶心、呕吐、腹痛等症状,检查伤口处有无渗血及足背动脉搏动情况,并嘱患者如出现不适及时告知医护人员。

(3)如无明显的恶心、呕吐,术后禁食一餐后可给予流质、低脂半流质饮食。术后根据医嘱给予止血、抗感染、保肝补液治疗。

(4)术后次日,嘱患者多饮水,多吃新鲜水果,有利于造影剂和化疗药物的排出,减少胃肠道的反应及对肾脏的毒性作用。

(5)告知 1 周内可有不同程度的发热,一般为 37~38.5 ℃,主要原因是组织凝固性坏死物质吸收所产生的吸收热,是正常现象,勿紧张。出汗多时,护士应及时协助更换衣裤和被单。

(6)化疗药物可能会导致骨髓抑制,从而使白细胞下降,易造成感染。限制探视人员,做好保护性隔离。

(三)出院宣教

(1)劳逸结合,避免劳累和不良情绪的刺激,保证充足的睡眠和休息。

(2)注意营养摄入均衡,避免油炸、腌、熏制食物,多吃新鲜的蔬菜、水果,荤素合理搭配,以低脂高蛋白质易消化饮食为主,减少食盐、糖的摄入。

(3)可结合中医调理,提高机体免疫力。

(4)2周后门诊随访。

第十二章 胃食管反流病

胃食管反流病(gastroesophageal reflux disease,GERD)是指由胃内容物反流入食管、口腔或呼吸道引起的不适症状和(或)并发症的一种疾病。根据内镜下食管黏膜有无糜烂或破损,可分为非糜烂性反流病(non-erosive reflux disease,NERD)和糜烂性反流病(erosive reflux disease,ERD)。患者主要症状是胃灼热与反流,其次有胸痛、吞咽不适等消化道症状。实际上,GERD的研究已从胃肠专业深入或涉及呼吸、心血管、耳鼻喉科、口腔科及儿科等专业领域。

GERD是常见病,全球不同地区发病情况亦不相同。西欧及北美国家GERD的患病率为10%~20%,南美为10%。亚洲国家GERD患病率相对较低,为3.5%~10.5%。GERD的发病率约为每年5/1000。随着人民生活水平的提高与生活习惯、饮食结构的改变,GERD的发病率在我国有增高的趋势,已成为主要的消化道疾病之一。

一、病因与发病机制

(一)病因

GERD的病因和危险因素包括原发性食管下端括约肌(lower esophageal sphincter,LES)功能低下、食管裂孔疝、胃排空障碍性疾病、贲门和食管手术后、肥胖、过度饮酒、吸烟、服用药物、心身疾病、便秘和家族史等。研究表明,体重指数(body mass index,BMI)、腰围、体重增加与GERD的症状及并发症有关;BMI的升高与GERD的严重程度成正比;已有研究证实,BMI与食管癌和贲门癌的发病有关。

（二）发病机制

GERD 是胃肠道动力障碍引起的酸相关性疾病，其发病是多因素综合作用的结果。食管抗反流屏障功能减弱、食管黏膜屏障受损、反流和十二指肠内容物侵袭食管黏膜，是 GERD 的发病基础。

1. 抗反流机制

（1）LES 作用：促胃液素可使 LES 作用增强，而促胰液素、胆囊收缩素、肠抑胃肽、血管活性肽等可使 LES 作用降低。因此，蛋白餐后促胃液素分泌增加，LES 作用增强；脂肪餐后胆囊收缩素大量释放，使 LES 作用减弱。有些药物也可对 LES 产生影响。当各种原因导致 LES 作用降低，或 LES 对增压反应不敏感时，就有可能发生 GERD。

（2）横膈膜脚的“弹簧夹”作用：食管穿过右横膈膜脚进入腹腔后与胃连接，膈肌收缩可起“弹簧夹”作用而防止胃液反流。

（3）黏膜活瓣作用：食管胃连接处与胃底形成 His 角为锐角，使胃黏膜在食管下口外侧形成一活瓣，当胃内压升高时，胃囊向上，向右抬高，可压迫和关闭食管下端。另外，食管入胃口处黏膜推向上并堵住食管下口，从而阻止胃液反流。当行食管手术或发生食管裂孔疝时，上述解剖结构发生变化，“弹簧夹”作用和黏膜活瓣作用因此而消失。

2. 食管对反流物的清除力

包括反流物重力、食管蠕动和唾液分泌等。正常情况下，反流物进入食管可继续发生蠕动收缩，从而将反流物重新排入胃内。食管酸清除作用可分两个步骤：第一步是容量清除，由 1~2 个蠕动性收缩而完成，容量清除使食管排空，但黏膜的 pH 仍为酸性；第二步通过唾液缓冲作用而中和残留胃酸。当食管蠕动力减弱时，不能将反流物及时清除，易发生食管炎。吸烟可降低涎腺功能，使食管酸清除时间延长。

3. 食管上皮的抗酸作用

食管黏膜上皮具有一定的抗酸能力，黏膜表面有一层包括中性及酸性黏液质的细胞外层，这种表面黏液蛋白被认为可保护食管而不被胃反流物化学性消化。食管黏膜下腺有分泌碳酸氢盐的能力，是清除食管腔内酸的有效手段。

4. 胃排空功能障碍

胃排空功能障碍时可发生胃内压升高，当超过屏障压时，就可导致胃食管反流。当胃内容物流入食管后，胃酸和胃蛋白酶损害食管黏膜，在反流性食管炎的发生和发展过程中起主要作用。

二、临床表现与诊断

（一）临床表现

1. 食管综合征

（1）典型反流症状：①胃灼热，是 GERD 最常见症状，是指起源于胃或下胸部向颈部延伸的一种灼热感觉，常于餐后 2h 内发生，服抗酸剂立即缓解，可伴有口腔内酸味或食物味道。为胃内反流物对食管上皮下感觉神经末梢的化学性刺激所致。胃灼热程度与病变程度不一定相关，如并发 Barrett 食管，即使反流严重，一般也无胃灼热症状。食管黏膜因慢性炎症而增厚或瘢痕形成，感觉减退，胃灼热症状反而减轻。食管炎形成管腔狭窄后，亦可阻止反流，使胃灼热症状减轻。胃灼热症状对 GERD 的诊断有较大的帮助。②反酸、反食，是指有酸或食物反流至食管的感觉，也为 GERD 主要症状之一。

（2）反流相关胸痛：近年来，胸痛作为 GERD 的常见症状已被临床重视。疼痛位于胸骨后、剑突下或上腹部，常放射到胸、背、肩、颈、下颌、耳和上肢，向左臂放射较多。GERD 和原发性食管运动功能紊乱均可致胸痛，统称为食管源性胸痛或非心源性胸痛，易与心绞痛相混淆。

2. 食管外综合征

(1)与 GERD 明确相关的症状有反流性咳嗽、反流性喉炎、反流性哮喘、反流性牙侵蚀等。

(2)可能相关的症状有咽炎、鼻窦炎、特发性肺纤维化、复发性中耳炎等。

(二)GERD 的分型与分级

1. 洛杉矶分级

1994 年洛杉矶会议提出明确的分级标准,根据内镜下食管病变的严重程度分为 A~D 级。正常:食管黏膜没有破损,A 级:一个或一个以上食管黏膜破损,长径<5 mm;B 级:一个或一个以上食管黏膜破损,长径>5 mm,但没有融合性病变;C 级:黏膜破损融合,但<75%食管周径;D 级:黏膜破损融合,至少达到75%的食管周径。

2. Johnson 分级

Ⅰ级:黏膜充血变脆;Ⅱ级:浅表糜烂或溃疡;Ⅲ级:溃疡大,且较深,其间有岛状肿胀黏膜;Ⅳ级:狭窄形成。

3. 日本分型

①色调变化型(以黏膜色调变化为主);②糜烂溃疡型(以黏膜缺损为主);③隆起肥厚型(黏膜多发性小隆起,肥厚为主)。

4. 我国内镜诊断分型

①轻度:红色条纹和红斑,累及食管下 1/3;②中度:糜烂累及食管中,下段<1/2 食管圆周;③重度:Ⅰ级:糜烂累及食管中、下段>1/2 食管圆周或累及上段,或形成溃疡及<1/3 食管圆周;Ⅱ级:溃疡累及>1/3 食管圆周。

(三)诊断

1. 典型反流症状的诊断价值

2. 胃食管反流检测

(1)24 h 食管 pH 监测(24 hour esophageal pH monitoring):该方法为目前诊断有无胃食管反流最好的定性和定量检查方法。其可以明确酸反流的形式、频率和持续时间以及症状和生理活动与食管内酸度的关系。检测结果中食管内 pH<4 的总时间百分比与临床症状和黏膜损伤有较好相关性。正常人该值<4。该方法在内镜下食管黏膜无明显改变的 GERD 诊断方面有较大的实用价值,已成为 GERD 诊断的重要临床手段。

(2)胃-食管同位素闪烁扫描:该检查技术是应用放射性核素试餐和照相观察食管内食物的滞留情况。对餐后非酸性胃内容物的反流检出敏感性超过动态 pH 监测。方法为在患者腹部缚上充气腹带,空腹口服含有 1.11×10^{9} Bq ^{99m}TcSc 的酸化橘子汁溶液 300 mL(内含橘子汁 150 mL,0.1 mol/LHCl150 mL),并再服冷开水 15~30 mL,以清除食管内残留试液,直立显像。正常人 10~~15 min 后胃以上部位无放射性核素存在。若有放射性核素存在则表示存在胃食管反流。

(3)食管测压(esophagealmanometry):目前常用连续灌注导管测压系统,进行食管测压。一般来说,食管下括约肌静息压低于 1.33 kPa(10 mmHg),即为食管下括约肌关闭不全的可能。单纯食管压力测定不能对胃食管反流做出诊断,测压目的是能了解食管下括约肌的长度、位置和压力,还可用来排除食管其他异常情况,如贲门失弛缓症、硬皮病和食管痉挛。近年来,随着袖套式导管长时间 LES 压力监测的广泛开展,人们对 GERD 的发病机制有了更深的认识。研究发现,LES 一过性松弛(transient LES relaxations,TLESRs)是引起胃食管反流的最主要因素。TLESRs 是指非吞咽情况下 LES 发生自发性松弛。其松弛时间明显长于吞咽时 LES 松弛,可持续 8～10s,并常伴有胃食管反流。目前认为,TLESRs 是正常人生理性胃食管反流的主要原因,也是 LES 静息压力正常的 GERD 患者的主要发病机制。

3. 反流损伤的检查

(1)食管吞钡 X 线检查:通常可以观察食管黏膜影像和食管的运动情形,明确有无膈疝。因是食管黏膜表浅性病变,故早期 GERD 并不敏感,假阴性较多。但若出现管腔狭窄等并发症时,有较大帮助。

(2)内镜检查:突出优点是可以直接观察黏膜改变的征象,并方便地进行活组织病理检查,可更加准确地了解黏膜的损伤。另外,还可以观察食管内有无反流物或食物潴留,有无胆汁反流征象,从食管和胃底两种位置观察贲门闭合功能等。纤维内镜检查是评价酸产生的食管黏膜损伤及其并发症很有价值的方法。

4. 经验性治疗的价值(质子泵治疗试验)

由于 GERD 主要症状是由酸反流引起,因而应用强烈抑酸剂如奥美拉唑(20 mg,每天 2 次)或兰索拉唑(30 mg,每天 2 次)后,症状会迅速消失。诊断正确率为 75%,特异性达 92%。但此试验仅适用于 40 岁以下无报警症状的患者。

GERD 诊断主要依据典型症状、内镜证实有食管炎及有反流的依据,三者之中有两个存在即可认为有 GERD 存在。在诊断 GERD 时需与下列情况相鉴别:反酸需与消化性溃疡等区别,胃灼热、胸痛需与冠心病等心脏疾病相鉴别,食管炎症要注意其他病因所致的食管炎,特别要注意与早期食管癌相鉴别,GERD 的食管炎主要位于食管的中下段。食管 pH 监测并非 GERD 诊断的金标准,GERD 患者并非皆阳性;功能性反流时亦可出现食管的酸暴露。

三、治疗原则

治疗目标:治愈食管炎,缓解症状,提高生活质量,防止复发,预防并发症。

GERD 的治疗包括改变生活方式，规范药物治疗，慎重选用内镜和手术治疗。

（一）改变生活方式

改变生活方式是 GERD 的有效基本治疗。其包括：①改变体位，餐后保持直立，避免用力提物，勿穿紧身衣服，睡眠时抬高床头 15～20 cm；②戒烟和停止过量饮酒；③改变饮食成分和习惯，减少每餐食量或酸性食物，睡前 3h 不再进食，控制体重；④避免服用促进反流的药物，包括抗胆碱药物、茶碱类、安定类、钙通道阻滞药等。

（二）药物治疗

抑制胃酸分泌是目前治疗 GERD 的基本方法。抑制胃酸的药物包括比受体拮抗药（H_2RA）和质子泵抑制剂（PPI）等。

1. 初始治疗

详见护理部分。

2. 维持治疗

由于 GERD 是一种慢性疾病，从控制症状、预防并发症的角度来说，GERD 需要维持治疗。以 PPI 标准剂量维持治疗，6 个月后随访 80% 以上患者仍可维持正常。按需治疗是间歇治疗的一种，即只在症状出现时用药，持续使用至症状缓解。

（三）手术治疗

对于严重的 GERD 患者，内科治疗无效，可考虑抗反流手术，以增强 LES 抗反流作用，缓解症状，减少抑酸药的使用，提高患者生活质量。抗反流手术在缓解症状及愈合食管炎方面与药物治疗疗效相当。但手术并发症和死亡率与外科医师的经验及技术水平密切相关。术后常见的并发症包括腹胀（12%）、吞咽困难(6%),且有相当一部分患者(11%~60%)术后仍需规则用药。研究表明,抗反流手术并不能降低食管腺癌的风险。因此,对于是否进行抗反流手术治疗,应当结合患者个人意愿及外科专家意见后做决定。但对已证实有癌变的患者,原则上应手术治疗。

(四)内镜介入治疗

内镜介入治疗是以减少反流为目的的治疗,如射频治疗使食管黏膜胶原增生,LES 加厚,起到防止反流作用。内镜下结扎缝合、以减少胃内容物反流至食管、内镜直视下胃底折叠术、局部注射法,树脂玻璃局部肿胀均可减少胃食管反流。由于内镜介入治疗开展为时较短,其确切的意义尚待远期随访,目前应严格掌握适应证。

四、常见护理问题

(一)疼痛

1. 相关因素

胃酸反流刺激食管中下段黏膜。

2. 临床表现

胸骨后发热、胃灼热样疼痛,患者出现不同程度的泛酸、吞咽不适等,抑酸药可以不同程度地缓解这些症状。

3. 护理措施

(1)向患者及其家属讲解疼痛的原因,消除患者的紧张心理。帮助患者减少或去除加重或诱发疼痛的因素:①避免服用促反流或刺激黏膜的药物如非甾体抗炎镇痛药、抗胆碱药物等;②避免食用刺激性食物,如过冷、过烫、辛辣等,以免加重对黏膜的刺激,如降低 LES 压力的食物(脂肪、咖啡、巧克力、薄荷、汽水)及高酸性食物(如柠檬汁、番茄汁);③对嗜好烟酒者,劝其戒除;④餐后保持直立,睡眠时将床头抬高 15~20 cm(图 12-1),利用重力作用改善平卧位食管的排空功能。

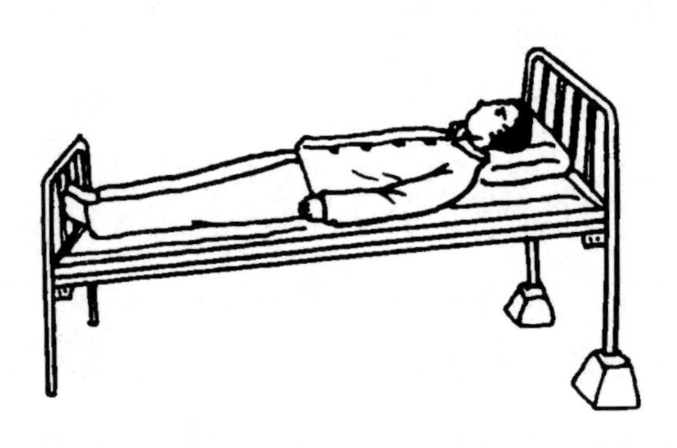

图 12-1　抬高床头

(2)注意观察及详细了解患者疼痛的性质、部位及持续时间,做好疼痛的评估及干预。

(3)指导患者减轻疼痛的方法:①疼痛时尽量深呼吸,以腹式呼吸为主,减轻胸部压力刺激。②取舒适的体位。患侧卧位及半卧位,可减轻腹壁紧张,减轻疼痛。③饮食应选清淡、高蛋白、低脂、无刺激的易消化食物,不宜过饱,少量多餐。④保持情绪稳定,焦虑的情绪易导致疼痛加重。⑤疼痛发作时调整舒适的体位或分散患者的注意力,如听轻音乐,嚼口香糖,看小说、漫画等。

(4)根据医嘱给予黏膜保护药、制酸药或硝苯地平等药。按三级镇痛的方法应用镇痛药,第一阶段从非阿片类镇痛药开始,如阿司匹林、布桂嗪(强痛定)、奈福泮(平痛新)、吲哚美辛(消炎痛)栓等,若不能缓解,在此基础上,加弱阿片类镇痛药,如可待因、丙氧酚等;若疼痛剧烈,则可用强阿片类镇痛药,如哌替啶(度冷丁)、美施康定等,或贴剂多瑞吉,镇痛效果可达到 72 h。

(5)保持环境安静舒适,执行保护性医疗制度,耐心听取患者倾诉,给予适当安慰,减轻患者心理负担,提高痛阈。

(二)焦虑

1. 相关因素

病程长、症状持续、生活质量受影响。

2. 临床表现

由于病程长、不适症状持续伴随、治疗效果个体差异大,导致患者对预后及经济等方面的担忧,造成患者对治疗产生消极、不信任的心理。

3. 护理措施

(1)正确评估患者的心理状态,了解已出现或潜在的心理问题,有针对性地解决。

(2)深入浅出地讲解本疾病的相关知识,使患者对本病的病因及发病机制有所认识,加深对诱发因素的了解,进一步提高自我保健。

(3)使患者认识到情绪也是诱发因素之一,保持好的心态也是治疗的关键。

(4)根据病情选择合适、经济的治疗方案。

(5)护理过程中护士应充分体现耐心、细心、爱心,学会倾听、宽慰患者。

(三)呼吸困难

1. 相关因素

神经肌肉障碍。

2. 临床表现

部分患者反复发作的哮喘、咳嗽、夜间呼吸暂停。

3. 护理措施

(1)保持室内空气新鲜,每天通风2次,每次15~30 min,并注意保暖。

(2)鼓励患者有效地咳嗽,清除痰液,以保持呼吸道通畅。

(3)指导患者避免穿过紧的衣服,以免影响呼吸。

(4)摆好患者体位,有利于呼吸。

(5)必要时给予氧气吸入。

(6)夜间睡眠时有人陪伴,使其得到安全感,以减少焦虑。

(7)遵医嘱给药,注意观察药物疗效和药物不良反应。

(四)误诊为不稳定型心绞痛

1. 相关因素

反流性食管炎的发病是由多种因素引起,被认为是一种酸和动力性疾病。食管下端括约肌障碍、胃酸反流及食管清除能力下降是反流性食管炎发病的关键。由于食管与心脏的神经支配一致,当食管黏膜上的感受器受到机械性、化学性和细菌性刺激时,可引起酷似心绞痛样胸痛。

2. 临床表现

以胸痛为首发症状,住院后经 ECG 动态观察,心肌酶学和肌钙蛋白 I 检查、超声等检查无冠心病证据。经胃镜检查诊断为反流性食管炎。心绞痛与胃食管反流病疼痛的区别见表 12-1。

表 12-1　心绞痛与胃食管反流病疼痛区别

项目	心绞痛	胃食管反流病
原因	心肌缺血缺氧	炎症刺激
部位	胸骨后、心前区	胸骨后
性质	压榨样	灼痛或灼热感
诱因	劳累、强体力劳动、紧张等	吞咽食物时出现或加剧
缓解方式	含服硝酸甘油可缓解	服用抗酸剂和促动力药物后减轻或消失

续　表

项目	心绞痛	胃食管反流病
伴随症状	常伴高血压、动脉硬化	常伴吞咽困难

3. 护理措施

(1)在确立诊断时,应首先排除心源性胸痛。心源性胸痛指由心脏疾病引起的,临床上通过心电图、心肌灌注及冠状动脉造影检查确诊。典型的心源性胸痛为冠心病心肌缺血所引起的心绞痛,表现为胸骨下压榨性疼痛。

(2)注意观察及详细了解患者疼痛的性质、部位及持续时间,进行疼痛评估与干预。日常生活中尽量避免增加腹压导致反流的因素,如弯腰、举重、过饱等,避免前述降低 LES 压力的药物和饮食因素等。

(3)药物治疗(图 12-2)。

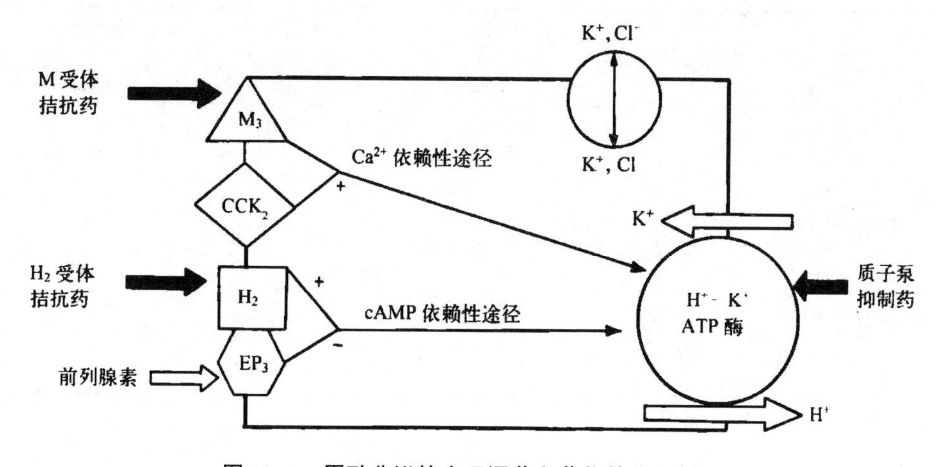

图 12-2　胃酸分泌的生理调节和药物的作用部位

M_3. M_3 受体;CCK_2. 促胃液素受体;EP_3. 前列腺 E_2 受体;H_2. H_2 受体

①黏膜保护剂:当 GERD 引起食管黏膜糜烂、溃疡时,黏膜保护剂可覆盖在受损黏膜上,形成保护膜,促进愈合。

a. 硫糖铝:覆盖于溃疡面,形成保护膜,促进内源性前列腺素合成,刺激表皮生长因子分泌。不良反应可出现便秘。

b. 铋制剂：如胶体枸橼酸铋（德诺，丽珠得乐）、果胶铋。其作用同硫糖铝，还有抗幽门螺杆菌作用。但可出现舌苔发黑，大便色黑等现象。

c. 铝碳酸镁：覆盖于溃疡面，形成保护膜，中和胃酸，结合胆汁酸。

d. 米索前列醇：抑制胃酸分泌，增加胃、十二指肠黏膜黏液/碳酸氢盐分泌，增加黏膜血流。

e. 膜固斯达：主要用于服用非甾体抗炎药物后的黏膜保护。

②促动力药：通过促进胃排空减轻胃内压力，防止胃酸反流，如多潘立酮（吗丁啉）、外周多巴胺受体拮抗药。

③抑酸药：主要制剂为 H_2 受体拮抗药（H_2RA）（表 12-2）和质子泵抑制药（PPI）（表 12-3）。

表 12-2　常用 H_2 受体拮抗药抑酸作用比较

药物	抑酸相对强度	抑酸等效剂量（mg）	常用剂量（mg/d）	维持剂量（mg/d）
西咪替丁（cimetidine）	1	600~800	800（400mg，每天 2 次）	400
雷尼替丁（ranitidine）	4~10	150	300（150 mg，每天 2 次）	150
法莫替丁（famotidine）	20~50	20	40（20 mg，每天 2 次）	20

表 12-3　几种常用质子泵抑制剂

药物	别名	常用剂量、途径
奥美拉唑	奥克、奥美、洛赛克	20~40 mg，静脉注射，每天 2 次
兰索拉唑	达克普隆	30 mg，静脉注射，每天 2 次

续　表

药物	别名	常用剂量、途径
泮托拉唑	泮托洛克	40 mg,静脉注射,每天2次
埃索美拉唑	耐信	40 mg,口服,每天2次
雷贝拉唑	波力特	10 mg,静脉注射,每天2次

(五)治疗不配合

1. 相关因素

不了解GERD相关的特殊检查及介入治疗的经过及和意义。

2. 临床表现

不能配合特殊检查及介入治疗。

3. 护理措施

反复、耐心地向患者讲解各种特殊检查及介入治疗的必要性和重要性。采取口头、书面或由已经检查和介入的患者以“现身说法”的形式来让患者了解经过及注意事项。

(1)特殊检查:24h食管pH监测的配合。监测过程中,受检者日常活动力求接近生理状态,按日常习惯进餐,但不得进pH<5的饮食,如酸性食物橘子、橙子,碳酸、酸性或乙醇饮料,如感到胃灼热、胸痛、变换体位或进餐等,均按记录仪上的记事键,做出标记,以便分析症状、活动与酸反流的关系。

(2)内镜介入治疗:内镜缝合术治疗目标在于减轻临床症状及预防相关并发症,成为继外科手术之后的一种新的治疗方法。其优点在于它能避免抑酸治疗及外科手术的高额费用。

内镜手术后护理需注意以下几点:①休息,术后卧床休息6h,避免剧烈活动;②饮食护理,术后禁食24h,如无异常可进流质或半流质饮食,忌食粗纤维、生硬、辛辣等刺激性食物，少食多餐，细嚼慢咽，切勿囫囵吞食；③术后并发症的观察，经口内镜缝合治疗胃食管反流病的并发症有出血、吞咽困难、食管穿孔、缝针处脓肿，因此要注意观察大便的颜色、性状和量，观察有无腹痛及腹痛的性质，注意体温、血压等生命体征变化。

五、健康教育

（一）改变生活方式

改变生活方式或生活习惯对多数患者都能起到一定的疗效。例如，衣带宽松可以减少衣服和饰品造成的腹压增高；餐后保持直立、睡眠时将床头抬高10~15 cm，利用重力作用改善平卧位食管的排空功能；戒烟、避免大量饮酒，避免摄入过多促进反流和胃酸过量分泌的高脂肪食物；鼓励患者咀嚼口香糖，通过正常的吞咽动作改善食管清除功能，增加唾液分泌以中和反流物，通过唾液刺激下的吞咽功能锻炼协调食管的运动功能；鼓励患者适当控制体重，减少由于腹部脂肪过多引起的腹压增高。平时应避免重体力劳动和强度较大的体育锻炼如搬重物和屏气均可增加 GER 的发生次数。

（二）饮食的要求

避免过多进食刺激胃酸分泌的其他食物，如巧克力、薄荷、浓茶、碳酸饮料、某些水果汁等；睡前避免进食，以减少睡眠期间的胃酸分泌和 LES 一过性松弛；细嚼慢咽，避免饱食及进食大量脂肪类食物；饮食宜清淡，烧菜方式应采用焖、煮、炖方法。

（三）用药指导

尽量避免服用促进反流或黏膜损伤的药物，如抗胆碱药物、茶碱、地西泮、麻醉药、钙通道阻滞药、非甾体抗炎镇痛药等；应用制酸剂的患者，建议治愈后逐渐减少剂量直至停药或者改用缓和的其他制剂再逐渐停药，如有复发征兆可提前使用制酸药预防。碱性药物可以通过中和作用对抗胃酸反流，如胃达喜、硫糖铝等，因此患者有不适症状时可家庭备药。

（四）门诊随访

当患者出现胸骨后胃灼热痛、吞咽不适等症状加重时及时就诊，以排除病症进一步向 Barrett 食管、食管癌发展。

GERD 的预后个体差异大。内科治疗可以缓解大多数患者的症状，预后良好，但易复发，需长期服药。告知患者一定要保持良好的心态，避免心理紧张和过度劳累。胃食管反流病并发食管狭窄、Barrett 食管的患者有发展为食管腺癌的危险性，因此应定期随访，早期发现异性增生和癌变，早期治疗。

第十三章　贲门失弛缓症

1672 年 Thomas Willis 描述了贲门失弛缓症，1881 年 Von Mikulicz 将贲门失弛缓症描述为贲门的"功能挛"而不是器质性梗阻。1929 年 Hurt 和 Rake 意识到贲门失弛缓症是食管下端括约肌（lower esophageal sphincter，LES）无法松弛造成的，因此将其命名为贲门失弛缓症。

贲门失弛缓症是一种食管神经肌肉功能障碍性疾病，主要由 LES 松弛障碍及食管体部失去蠕动等所致。该病多为原发性，也可继发于食管癌、非洲锥虫病等。临床主要表现为吞咽困难、食物反流及胸痛症状。内镜下可发现食管内潴留较多食物及唾液，贲门紧闭；而钡剂呈特征性的"鸟嘴征"。

一、病因及发病机制

贲门失弛缓症的病因不甚明确，可能与感染、遗传或自身免疫及环境等因素有关，近年来，越来越多的研究表明贲门失弛缓症患者食管 Auerbach 神经节存在炎性细胞浸润及神经元缺失，该病是 1 型单纯疱疹病毒（HSV-1）潜伏感染所继发的自身免疫性疾病，且患者有遗传易感性。组织学手段发现其肌间神经丛的中间神经元数目减少，同时迷走神经及其背侧运动神经核出现异常。进一步的研究发现，肌间神经丛中含有的能使下食管括约肌收缩的血管紧张素等神经递质减少。另外，某些全身性疾病如糖尿病、淀粉样变性、酒精性神经病变和硬皮病等可以影响食管的内源性神经系统或食管平滑肌，导致继发性食管动力异常。临床观察发现许多患者发病与情绪有关，部分患者发病之前有精神应激事件发生，但目前为止尚无确切的证据表明贲门失弛缓症是精神因素引起的功能性疾病。

二、临床表现与诊断

(一)临床表现

1. 吞咽困难

是贲门失弛缓症的最突出症状。90%的患者对固体食物存在吞咽困难,也有部分患者对流质食物存在不同程度的吞咽困难。该症状出现缓慢,经数月甚至数年后逐渐加重,少数患者可突然发生,常因情绪受到严重打击或摄取刺激性食物后诱发。吞咽困难的程度常有差异,一般轻者可连续进食,仅感胸骨后不适或进餐时间延长,也有患者起病即为吞咽困难,通常液体吞咽困难者占60%,固体食物吞咽困难者占98%,很少有从固体→软食→液体食物吞咽困难的规律性发病过程。部分患者采取改变体位以帮助食物排空,餐后饮水可使食管腔内压力升高,有利于吞咽困难症状缓解。有少部分患者并没有明显的吞咽困难症状,但他们具有钡剂及食管测压的阳性结果,这可能与以下几个因素有关:①内脏感觉低敏;②食管体部初级及次级蠕动消失;③对慢性食管梗阻及扩张形成了适应。

2. 食物反流

是贲门失弛缓症的第二大症状,占患者总数的60%~90%。反流常在进食或进食数分钟内出现,夜间反流多为黏液物,误吸入呼吸道可致支气管肺部感染和哮喘发作。

3. 胸痛

是贲门失弛缓症的第三大症状,1/3~1/2患者伴有胸痛,尤其是胸骨后及上腹剑突下显著。疼痛常在进食后突然发生,并时常迫使患者停止进食。疼痛持续时间一般约数分钟,呈隐痛,可放射至颈部或背部,酷似心绞痛,服用硝酸甘油制剂或进食热饮可缓解。

4. 其他

部分患者可有胃灼热症状,多发生在疾病的早期或进食刺激性食物或冷饮后,且多发生在吞咽困难之前,随吞咽困难显著加重,胃灼热感可减轻甚至消失。重症、病程较长时,患者可出现明显体重减轻、营养不良、贫血等。有报道称,贲门失弛缓症的食管扩张压迫左心房可出现阵发性心动过速及血流动力学改变。

(二)诊断检查

1. 食管压力测定

在无机械性梗阻的患者中,其特征表现为下食管括约肌(LES)压力升高;吞咽时 LES 松弛不全;食管体部腔内压升高等。对具有典型症状,持续时间较长(一般不少于 6 个月),虽然经常出现呕吐,但一般情况尚好,X 线检查:食管下段黏膜光滑,呈"鸟嘴样"改变,内镜检查:食管腔扩大,贲门口狭窄,未见肿瘤样改变,食管测压提示食管下括约肌松弛障碍,常伴有 LES 压力升高,吞咽时 LES 松弛不全,食管体部无蠕动,即可诊断本病。

2. 食管吞钡造影

典型的贲门失弛缓症患者食管钡剂造影时,食管体部缺乏蠕动,食管下端呈漏斗状狭窄,边缘光滑、平整,呈"鸟嘴样"改变。立位时钡剂充盈食管,食管体部呈不同程度扩张,远端扩张明显。此时食管内钡剂通过贲门困难,多靠重力作用才缓慢坠入胃内。

3. 内镜检查

食管腔内有大量食物或液体残留。食管黏膜正常或出现炎症改变,食管腔口径增大,轻度扩张者,视野内尚可观察到食管四周;严重扩张者,一个视野内多不能容纳整个食管腔轮廓。食管的正常蠕动消失、食管扭曲变长。贲门口处狭窄环形成,内镜充气尚不开,但稍加压力内镜可以顺利地通过贲门进入胃内,常可以此来排除食管癌等器质性病变。

三、治疗原则

（一）一般治疗

早期患者应注意饮食习惯，宜少量多餐，以进食柔软而富于热量的饮食为主，细嚼慢咽，避免过冷、过热的食物。晚期患者因食管极度扩张，适当禁食，并冲洗食管，补充必要的热量、维生素、水和电解质。胸骨及剑突下痉挛性疼痛发作时，舌下含硝酸甘油片可起到缓解作用。

（二）药物治疗

许多抑制消化道运动的药物理论上可降低 LES 压力，但应用于临床的主要有硝苯地平和硝酸异山梨醇酯。硝苯地平属于钙通道阻滞药，一般餐前 3～5 min 舌下含服 10～20 mg，吞服时其血浆浓度往往不如舌下含服。但舌下含服药效作用时间短。

（三）肉毒杆菌毒素注射疗法

肉毒杆菌毒素是强力的神经末梢乙酰胆碱抑制药，可阻断神经肌肉连接，内镜下将肉毒杆菌毒素注入食管下括约肌，一般一次注射剂量为 80～100 U，在同一平面上分四点注射。首次注射平均维持时间 7.1 个月，症状复发再次注射维持 10.8 个月。有文献报道，其降低 LES 压力与气囊扩张法疗效相似。

（四）内镜下扩张疗法

扩张治疗是贲门失弛缓症的一线治疗方案，通常在内镜或 X 线引导下，利用导丝采用探条或气囊进行扩张，其目的是使食管下括约肌撕裂，解除 LES 高压，达到通畅食管的作用。效果理想者达 69%，且可持续数年。目前，常用的方法有探头扩张和球囊扩张两种。探头由金属、聚乙烯或聚乙烯化合物制成，其纵轴方向较柔软，可以随意弯曲，但其横向却很坚硬，无法压缩，这些特性提高了其在扩张治疗时的有效性。球囊扩张器有两种，一种是可进导丝的球囊导管（OTW），球囊直径大，操作常需在X线监视下进行。另一种为可通过内镜的球囊导管（TTS）。这种球囊有不同规格，直径分别为6 mm、8 mm、10 mm、12 mm、14 mm、16 mm、18 mm等，可在内镜直视下操作。扩张时先将TTS导管球囊外涂以硅油，抽空球囊内空气，经活检孔插入至通过食管狭窄部位后，按照术前已测定的每一球囊充气量向球囊内注气。一般采用充气2 min、放气、再充气、再放气的方式，反复多次后退出再换稍粗的球囊导管。如扩张部位出血较多可内镜下喷洒药物止血。其主要并发症有穿孔（2.6%）、吸入性肺炎（0.8%）等。

（五）经口内镜下肌切开术

经口内镜下肌切开术（peroral endoscopic myotomy，POEM）是从食管内侧进行肌切开，手术方式比较复杂。通常操作步骤是首先在距离食管胃结合部（esophagogastric junction，EGJ）以上10 cm位置下行黏膜注射，其次切开黏膜层进入黏膜下层，然后分离黏膜下层形成隧道，再次在EGJ上方5 cm位置切开环形肌层直到贲门下2~3 cm，最后用金属夹封闭黏膜下隧道。POEM术后5个月症状缓解率达100%，穿孔造成的气胸或纵隔气胸是POE最常见的并发症。

（六）手术治疗

少数患者经内科治疗无效或食管扩张严重，需进行贲门括约肌切开术或贲门成形术等手术治疗。

四、常见护理问题

(一)疼痛

1. 相关因素

与胃酸、大量食物和分泌物长期滞留食管,刺激食管黏膜导致食管炎和食管溃疡发生及基底内暴露的神经末梢(这些神经末梢因食管炎症而使痛阈降低)有关;与食管黏膜的抗反流防御机制降低有关。

2. 临床表现

胸骨后及上腹剑突下疼痛。疼痛常在进食后突然发生,并时常迫使患者停止进食。疼痛持续时间一般约数分钟,呈隐痛,可放射至颈部或背部,酷似心绞痛,服用硝酸甘油制剂或进食热饮可缓解。

3. 护理措施

详细可参见胃食管反流病疼痛护理措施。

(1)向患者及其家属讲解疼痛的原因,消除患者的紧张心理。帮助患者减少或去除加重或诱发疼痛的因素:①对嗜好烟酒者,劝其戒除;②避免过冷、过硬及刺激性食物;③晚餐七成饱、不宜进食高脂肪食物,不吃宵夜,以防食物滞留时间过长反流入食管。

(2)注意观察及详细了解患者疼痛的性质、部位及持续时间,与心绞痛相鉴别,并进行疼痛评估,根据疼痛的程度和特点,进行干预。如呈隐痛,放射至颈部或背部,调整舒适的卧位或给予局部按摩或进食热饮;如酷似心绞痛,遵医嘱服用硝酸甘油制剂;如果疼痛加剧或由剑突下疼痛转为全腹疼痛,尤其是在介入治疗后,应疑为并发急性穿孔,应给予积极处置。

(二)营养失调

1. 相关因素

与吞咽困难,因胸骨后不适惧怕进食有关。

2. 临床表现

消瘦、体重减轻。

3. 护理措施

(1)早期患者应注意饮食习惯,宜少量多餐,以进食柔软而富于热量的饮食为主。晚期患者因食管极度扩张,适当禁食,并冲洗食管,补充必要的热量、维生素、水和电解质,保证每天摄入足够热量。

(2)鼓励患者进餐,细嚼慢咽,保持愉快心情。进餐时伴以汤水,以便食物顺利通过食管,减少哽噎。进餐时可采取站立位,餐后 30 min 忌卧躺。

(3)经常评估患者的饮食和营养状况,包括每天的进食量、体重和实验室检查有关指标的变化。

(4)患者胸骨后不适症状明显时,遵医嘱给予黏膜保护剂或制酸剂。

(5)避免过度劳累,饭后散步有助于促进胃的排空。

(6)在进食期间保持安静,避免分散患者注意力。

(7)进食时,嘱患者不要说话,以免引起误吸。

(8)协助患者做口腔护理,使之进食前后保持口腔清洁卫生。

(三)焦虑

1. 相关因素

与病程长,症状反复,生活质量低下有关。

2. 临床表现

消极,不信任,不配合治疗。

3. 护理措施

(1)正确评估患者的心理状态,了解已出现或潜在的心理问题,有针对性地解决。

(2)深入浅出地讲解本疾病的相关知识,使患者对本病的病因及发病机制有所认识,加深对诱发因素的了解,进一步提高自我保健。

(3)使患者认识到情绪也是诱发因素之一,保持好的心态也是治疗的关键。

(4)让治疗效果明显的患者“现身说法”,树立治疗信心。

(5)护理过程中护士应充分体现耐心、细心、爱心,学会倾听、宽慰患者。

(6)家属的参与和支持,是对患者最好的精神支柱。

(7)给患者创造一个整洁、舒适、安全、安静的诊治环境。

(四)窒息

1. 相关因素

主要是食物难以通过狭窄的贲门,食物积聚到一定容量即可发生呕吐,食物反流误入气管可致窒息。

2. 临床表现

夜间食物从口、鼻喷出所致呛咳。

3. 护理措施

(1)晚餐七成饱、不宜进食高脂肪食物,不吃宵夜,以防食物滞留时间过长反流入食管。

(2)睡眠时床头抬高 30 cm,甚至取半卧位。

(3)最好不要单独睡,取侧卧位,保持气道通畅。

(4)严重者床边备吸引器。

(5)遵医嘱给予促胃动力药。

(五)内镜下肉毒素注射治疗后护理

对于进行内镜下肉毒素注射的术后患者应注意:①病情观察,术后行心电监护24h,观察生命体征的变化,注意有无胸痛、呕血、黑粪等现象,随时巡视病房,发现问题及时报告医师。术后有反流胃灼热症状,口服多潘立酮后可缓解。②饮食,术后禁食24h,由静脉补充足够的水和电解质,如无不适,术后第2天可进食温热流质饮食,逐渐向软食过渡,禁食刺激性和粗糖食物,少食高脂肪、高热量的食物,且少食多餐,进食时细嚼慢咽。③术后卧床休息24 h,睡眠时抬高上身30°,避免腹部过高。

(六)内镜下气囊扩张治疗后护理

术后注意有无剧烈胸痛、呕血、发热等。一般禁食2 h,如无不适可进流质饮食,次日可进半流质饮食,以后逐步增加饮食中固体含量。术后潜在并发症有穿孔、出血、感染等。可能由于气囊扩张过度,使食管下段肌肉断裂。患者可出现胸骨后疼痛剧烈,由剑突下疼痛转为全腹疼痛,查体有皮下捻发音;痰中带血或呕吐咖啡色液体;咳嗽、高热;血常规示白细胞计数升高。尽量做到积极防治并发症,早期发现、早期治疗并发症。护理措施包括:①了解介入治疗过程,以便对患者的术后症状做出客观评价。②注意观察及详细了解患者疼痛的性质、部位及持续时间,如果疼痛加剧或由剑突下疼痛转为全腹疼痛,尤其是在介入治疗2 h内,应疑为并发急性穿孔,应给予积极处置,如禁食、半卧位、胃肠减压等。③倾听患者的主诉,观察患者的呕吐物颜色、量及性状,并做好护理记录,及时跟医师汇报,并遵医嘱用止血药。④患者呕吐频繁时注意体位,防止呕吐物的误吸;娴熟的护理技术、亲切的话语也能给予患者安慰。⑤观察患者的体温变化,如体温过高时做好高热护理。

(七)经口内镜下肌切开

术后护理重点:①POEM 整个手术过程中应用 CO_2 供气,所以术后应检查血气分析,并与术前做比较,同时严格观察患者的血氧饱和度、心率、血压、呼吸、神志;②术后当天禁食、禁水,静脉给予质子泵抑制剂和抗生素 3d,术后 3d 如无特殊情况可进食少量冷流质饮食,术后 2 周进食半流质饮食再逐渐过渡到普食,少量多餐。

术后并发症包括穿孔、出血和感染。①穿孔:食管穿孔是 POEM 的主要并发症,主要表现为颈部和胸前区皮下气肿和气胸。一旦发生穿孔,由于 POEM 术中食管黏膜创面经金属夹完整对缝,术后没有气体继续进入胸腔和纵隔,而术中全程使用 CO_2 灌注,气体可以很快得到吸收。因此,患者如果呼吸平稳,血氧饱和度为 95%,一般非手术治疗,如果出现呼吸困难,血氧饱和度降低,应及时行胸腔置管引流。②出血:术后出血是 POEM 常见的并发症,严密观察患者有无呕血、便血及生命体征的变化,必要时行内镜下电凝止血,并留置胃肠减压管观察引流液的颜色和量。③感染:主要包括黏膜下"隧道"感染、纵隔感染和肺部感染,是 POEM 术后可能发生的并发症,但发生率低。感染的发生可能与出血和积液相关,所以术后常规使用抗生素,夹闭"隧道"入口前反复无菌生理盐水冲洗,金属夹夹闭切口时应严密缝合。

五、健康教育

(一)改变生活方式

改变生活方式或饮食习惯在多数患者都能起到一定的疗效。如衣带宽松可以减少衣服和饰品造成的腹压增高,餐后保能;戒烟、避免大量饮酒,避免摄入过多促进反流和胃酸过量分泌的高脂肪食物;鼓励患者咀嚼口香糖,通过正常的吞咽动作改善食管清除功能,增加唾液分泌以中和反流持直立、睡眠时将床头抬高 10~15 cm,利用重力作用改善平卧位食管的排空物,通过唾液刺激下的吞咽功能锻炼可协调食管的运动功能。

(二)饮食要求

注意饮食习惯,宜少量多餐,以进食柔软而富于热量的饮食为主。避免过多进食刺激胃酸分泌的其他食物,如巧克力、薄荷、浓茶、碳酸饮料、某些水果汁等;睡前避免进食,细嚼慢咽,避免饱食及进食大量脂肪类食物;保持愉快心情,进餐时伴以汤水,以便食物顺利通过食管,减少哽噎。进餐时可采取坐位,餐后 30 min 忌卧躺。

(三)用药须知

尽量避免促进反流或黏膜损伤的药物,如抗胆碱药物、茶碱、地西泮、麻醉药、钙通道阻滞药、非甾体抗炎镇痛药等;应用制酸剂的患者,建议治愈后逐渐减少剂量直至停药或者改用缓和的其他制剂再逐渐停药,如有复发征兆可提前使用制酸药预防。碱性药物可以通过中和作用对抗胃酸反流,如胃达喜、硫糖铝等,因此患者有不适症状时可家庭备药。

(四)门诊随访

当患者出现吞咽困难、反酸、胸骨后疼痛等症状加重时应及时就诊,以排除病症进一步加重、向食管癌发展。介入治疗术后患者应遵医嘱定期随访。

第十四章　食管癌

食管癌是我国的常见恶性肿瘤，是发生于食管上皮的恶性肿瘤，从病理学上可分为食管鳞状细胞癌（简称鳞癌）和食管腺癌，我国以鳞癌多见，约占90%，近年来腺癌也有增多趋势。本病发病情况在不同国家和地区差异很大，以非洲肯尼亚最高，日本、印度和中国的发病也很高。在中国以河南、河北、山西三省交界的太行山地区发病率最高。食管癌多见于40岁以上的男性，60～70岁最多见，70岁以后发病率逐渐降低；男性多于女性，男女之比为1.6∶1～2∶1。

一、病因与发病机制

食管癌的病因尚未完全明了，在西方国家，食管癌的病因主要是吸烟和饮酒。在我国发酵霉变食物如酸菜、发霉的玉米等或小鱼虾发酵腐变制成的鱼露做调味品；由于水源污染或食物中过多的酸菜和真菌都可以增加亚硝胺类物质而诱发食管癌；维生素C、维生素B_2和β-胡萝卜素的缺乏和微量元素钼、硒、锌、镁、钴、锰等低含量都是食管癌的发生诱因。食管癌的癌前疾病有贲门失弛缓症、食管裂孔疝、食管憩室、食管息肉与乳头状瘤和Barrett食管。

据统计在食管癌高发区，本病有阳性家族史者达27%～61%。这种家族聚集现象除上述环境因素外，遗传易感性问题已引起重视，目前认为食管癌的发病原因极为复杂，可能系多种综合因素所致，尚待深入探索。

食管鳞状上皮细胞增生和食管癌的关系密切。食管癌的发生部位以中段为最多，约占50%；下段次之，上段最少，分别约占30%与20%。食管腺癌与Barrett食管有关，多发生在食管下段。

早期食管癌一般根据食管镜或手术切除标本所见,分为 4 型。

(1)隐伏型:是食管癌的最早表现,无隆起或凹陷,仅见食管局部光泽较差,稍呈潮红或伴细颗粒状,镜下为原位癌。本型内镜检查中易被遗漏。

(2)糜烂型:内镜黏膜有局部糜烂,或略凹陷,边缘清楚,呈不规则地图样,糜烂面红色伴细颗粒状,镜下为黏膜内癌伴微小浸润癌。

(3)斑块型:黏膜有色泽灰白的局部隆起,呈扁平状,边界清楚,有时伴有糜烂或食管黏膜纵行皱襞中断,镜下见肿瘤侵及黏膜肌层或下层。多数为早期浸润癌。

(4)乳头型:又称为隆起型。病变呈结节、乳头或息肉状突入管腔,有蒂,可宽可窄,边界清楚,表面伴糜烂或渗出,肿瘤直径为 1~3 cm,镜下部分可呈早期浸润癌。

中晚期食管癌的病理形态也分为 4 型。

(1)髓质型:癌肿呈坡状隆起,侵及食管壁各层及其周围组织,受累食管壁不对称性增厚,切面呈灰白色如脑髓,常伴有深浅不一的溃疡,临床上以本型多见,恶性程度最高。

(2)蕈伞型:癌肿呈圆形或椭圆形隆起,向食管内生长,边缘外翻如蕈伞状,表面常有溃疡,属高分化癌,预后较好。

(3)溃疡型:表面有较深的溃疡,边缘稍隆起,溃疡表面有渗出和污秽苔附着,不易引起食管梗阻,但易发生穿孔和出血。

(4)缩窄型:癌肿呈环形生长,质硬,累及食管全周,引起食管梗阻,缩窄上段食管明显扩张,切面富含结缔组织。本型较少见。

食管癌的扩散和转移有 3 种途径:

①直接浸润,侵犯其邻近器官,上段食管癌可侵犯喉、气管等部位,中段食管癌常累及支气管、肺门、奇静脉、胸导管和胸主动脉等处。②淋巴转移,上段食管癌经淋巴管转移至锁骨下动脉气管旁、颈深部及锁骨上淋巴结等。中下段食管癌主要转移至食管旁、肺门、气管分叉下、心包旁、贲门旁淋巴结等处。无

论上段、中段、下段食管癌均可逆行性转移至腹腔淋巴结。③血行转移，晚期可血行转移至肺、肝、肾、骨、肾上腺、脑等处。

二、临床表现与诊断

（一）临床表现

1. 进行性咽下困难

咽下困难是本病的早期症状。起初仅在吞咽食物后偶感胸骨后停滞或异物感，并不影响进食，有时呈间歇性，故可不引起重视。此后出现进行性咽下困难，每当进食即感咽下困难，先对固体食物咽下困难后发展至对半流质、流质饮食也有困难，过程一般在6个月左右。

2. 食物反流

由于食管癌的浸润使狭窄近段食管发生扩张，食管及分泌物潴留，常出现食物反流和呕吐症状，反流和呕吐物包括食物、黏液、血液和脱落下来的坏死组织等，带有腐臭味，这些潴留物误吸入气管可造成吸入性肺炎甚至窒息。

3. 咽下疼痛

在咽下困难的同时，进食可引起胸骨后灼痛、钝痛，特别在摄入过热或酸性食物后更为明显，片刻自行缓解，系因癌肿糜烂、溃疡或近段伴有食管炎所致。疼痛可涉及胸骨上凹、肩胛、颈、背等处。晚期患者因纵隔被侵犯，则呈持续性胸背疼痛。

4. 出血

食管癌浸润血管可出现呕血和黑便，以溃疡型多见，肿瘤外浸至胸主动脉可造成致死性大出血。

5. 其他

长期摄食不足导致明显的慢性脱水、营养不良、消瘦与恶病质。有左锁骨上淋巴结肿大,或因癌扩散转移引起的其他表现,如喉返神经麻痹或反流吸入性喉炎所致声嘶、食管气管或支气管瘘所致的呛咳与肺部感染、食管纵隔瘘所致纵隔炎或脓肿、食管-气管瘘所致颈胸皮下气肿等。

(二)诊断

1. 食管脱落细胞学检查

患者吞入带有乳胶气囊和网套的塑料管,充气后缓慢拉出,对套网上的擦刮物做涂片检查。目前随着胃镜检查的普及应用,此法已基本不用。

2. 内镜检查

(1)早期食管癌的内镜表现:凡局限于食管黏膜内及黏膜下层的食管癌,称为早期食管癌。早期癌灶比较小,应仔细观察,对于这些小的病变,特别是表面光滑、颜色基本正常,类似于良性病变,活检就非常重要。

(2)中晚期食管癌的内镜表现和分型:凡肿瘤侵及肌层者,称为中晚期食管癌。具有肿块突出或有深溃疡、管腔狭窄等特点,容易辨认诊断,共分为四型。

食管癌的内镜活检率一般在90%以上。活检时注意病变四周及中央不同部位的钳取,共4~6块。要求第1块取准,避免活检部位出血后影响准确钳取病变组织。若配合细胞刷取细胞涂片等辅助措施,可提高阳性率。

食管癌管腔明显狭窄,或肿块型表面黏膜完整,不易准确钳取到癌组织,活检多为阴性。

3. 超声内镜检查(EUS)

能清楚显示癌组织侵犯食管壁的深度和范围、周围器官和淋巴结有无转移,为食管癌分型、分期和制订治疗方案提供可靠依据。必要时可行诊断性穿刺协助确诊。超声内镜检查通过观察纵隔、贲门部淋巴结来判断转移的可能性。若淋巴结直径小于 5 mm,很少有转移。淋巴结直径大于 10 mm,若为圆形,50%以上转移为阳性;若为椭圆形,则有 14.3%转移为阳性。

4. 食管 X 线检查

吞钡后进行食管 X 线气钡双重对比造影,有利于观察食管黏膜形态。在食管癌可见食管局部黏膜增粗或中断,有时呈小龛影。当癌瘤在壁内扩散,可见食管壁局部僵硬,不能扩张。后期则见病变处有不规则狭窄、黏膜皱襞明显破坏与充盈缺损,其近段有轻至中度扩张与钡剂潴留。有条件时可进行 CT 检查,可显示食管壁厚度、食管与邻近纵隔器官的关系,明确癌肿外侵范围,有利于制订治疗方案,但不能发现早期癌。

5. 正电子发射体层摄影术(PET)检查

随着正电子发射体层摄影术检查在肿瘤性病变诊断、治疗及随访中应用越来越广泛,食管肿瘤原发灶及其远处转移的检测率大大提高,且可以发现隐匿型淋巴结及远处组织的转移,为术前分期提供更准确的参考信息。PET 检查是功能性显像,图像不受解剖改变的影响,且能根据肿瘤组织代谢变化来评价其对化疗的敏感程度,其诊断敏感性和准确性均优于 CT 检查,尤其对术后复发病灶的诊断方面优势更明显,且能指导方案选择,评估预后情况。然而,PET 图像结构对比度差,不能提供准确的解剖位置,对病灶的定位能力不及 CT 检查。与 CT 融合技术的出现,弥补了 PET 的这一缺点。根据 PET-CT 融合图像,制订靶区放疗计划,可以更有效地保护周围的正常组织。

三、治疗原则

本病的根治关键在于早期发现与早期诊断。

(一)手术治疗

目前外科手术切除仍是治疗食管癌的主要方法。手术适应证:①Ⅰ期、Ⅱ期和部分Ⅲ期食管癌;②食管癌放疗后复发,无远处转移,一般情况能耐受者。我国食管贲门癌的手术切除率一般已达到74%~95%;由于手术方法的改进,手术死亡率已明显降低。食管癌术后5年存活率近年来已提高至40%~50%。

(二)放射治疗

放射治疗是治疗食管癌的重要手段之一,根据肿瘤的部位、病变的范围、食管梗阻的程度和全身状况选择治疗方案。食管癌放疗包括根治性放疗,同步放化疗,术前、术后放疗等。其主要适用于上段及不能切除的中、下段食管癌。这些患者一般所用照射量为30~40 Gy(3000~4000 rad)。也可采用手术前放射治疗,使癌肿缩小,有利于提高手术切除率与5年存活率。

(三)化学治疗

一般用于食管癌手术切除后。常用药物为顺铂(DDP)、长春地辛(VDS)及氟尿嘧啶(5-FU),单独用化学治疗效果差。

(四)内镜介入治疗

近年来,随着内镜介入治疗学的广泛开展,内镜治疗已成为食管癌前病变、早期食管癌根治和食管癌中晚期姑息治疗的手段之一。其具有操作简便,痛苦小,适应证广泛,并发症少和近期疗效明显等优点。

目前,用于治疗癌前病变和局限于黏膜内早期肿瘤的内镜介入治疗技术有EMR和ESD,一般适用于拒绝手术、高龄或因身体原因不能手术的早期食管癌患者。除ESD和EMR技术外,内镜下激光、微波、射频、氩离子凝固术(APC)、光动力疗法(PDT)、肿瘤内化疗药物注射治疗等方法也是食管癌内镜治疗的重要措施。对于晚期或无法手术的进展期食管癌患者,食管狭窄是影响生活质量的关键因素,如果不能迅速缓解,会影响营养摄入而加速患者死亡。内镜下扩张或支架置入是治疗此类患者的主要措施。

四、常见护理问题

(一)疼痛

1. 相关因素

癌肿的局部侵犯,癌细胞远处转移。

2. 临床表现

吞咽时有食管内疼痛及胸骨后闷胀不适感,疼痛放射至胸背部,可出现转移病灶部位的疼痛。

3. 护理措施

(1)向患者及其家属讲解疼痛的原因,消除紧张心理。帮助患者减少或去除加重或诱发疼痛的因素,如戒烟酒,避免过冷、过硬及刺激性食物。

(2)注意观察及详细了解患者疼痛的性质、部位及持续时间,与心绞痛相鉴别,并进行疼痛评估,根据疼痛的程度和特点进行干预。如呈隐痛,放射至颈部或胸背部,调整舒适的卧位或给予局部按摩;如酷似心绞痛,遵医嘱服用硝酸甘油制剂;如果在介入治疗后疼痛加剧或由剑突下疼痛转为全腹疼痛,应疑为并发急性穿孔,应给予积极处置。

(3)教会患者缓解疼痛的方法,如潜抑、转移等,当患者注意力转移时,对疼痛的敏感性可降低。为患者提供舒适的环境,保证患者休息。

(4)及时了解患者的需要,给予精神上的支持,以提高其对疼痛的耐受性。

(5)遵医嘱给予相应的镇痛药,或采用患者自控镇痛(PCA)法。

(6)按医嘱进行化疗、放疗,以抑制、杀伤癌细胞,减轻疼痛,缓解病情。

（二）营养失调：低于机体需要量

1. 相关因素

食管癌造成吞咽困难，胸骨后不适惧怕进食、营养吸收不良等。

2. 临床表现

消瘦，体重减轻。

3. 护理措施

（1）能进食者鼓励其尽可能进食易消化、营养丰富的流质或半流质饮食。中、晚期有吞咽困难的患者，按医嘱补充必要的热量、维生素、水和电解质。

（2）鼓励患者保持愉快心情，进餐时细嚼慢咽，食物伴以汤水以便顺利通过食管，减少哽噎。进餐时可采取站立位，餐后 30 min 忌卧躺。

（3）评估患者的饮食和营养状况，包括每天的进食量、体重和实验室检查等有关指标的变化。

（4）患者胸骨后不适症状明显时，遵医嘱给予黏膜保护剂或制酸剂。

（三）恐惧

1. 相关因素

担心手术及治疗效果。

2. 临床表现

消极、不信任、不配合治疗。

3. 护理措施

（1）正确评估患者的心理状态，了解已出现或潜在的心理问题，有针对性地解决。

（2）深入浅出地讲解本疾病的相关知识，让治疗效果明显的患者“现身说法”,树立其治疗信心。

(3)护士在护理过程中应耐心、细心,有爱心,学会倾听、宽慰患者。

(4)家属的参与和支持,是对患者最好的精神支柱。

(5)给患者创造一个整洁、舒适、安全、安静的诊治环境。

(四)介入术后并发症:出血、穿孔

1. 相关因素

手术创伤、使用侵入性插管等。

2. 临床表现

呕血、黑粪、腹痛、体温升高,血常规示白细胞、中性粒细胞比值升高等。

3. 护理措施

(1)出血的预防:①对容易出血的患者,检查前应完善各项血液检查,如出凝血时间、凝血酶原定量等,指标正常者方可进行内镜下治疗。②为减少胃肠蠕动及痉挛,减少患者的痛苦,便于内镜观察及操作,必要时可使用解痉药。常用药物有盐酸山莨菪碱、阿托品(0.01 mg/kg)。③如患者担心内镜操作引起的疼痛难以适应,可选择麻醉下进行,以免因手术时间长,患者难以耐受。④术前应建立静脉通道,宜选择较粗的静脉进行穿刺,以便出血量较大时能迅速补充血容量。

(2)出血的处理:①小动脉出血如喷泉样凶猛,止血动作必须快,要争分夺秒。此刻可通过高频电凝止血夹止血。②注射止血后再出血仍可行注射治疗。目前尚无足够的证据表明联合不同注射剂比单一注射剂有效。但有显示注射与电凝和热探头合用可增强疗效,故注射止血后可加用电凝和热探头。③对于术后出血的患者,可视情况进行内镜下止血,特殊情况需外科手术止血。④治疗中有出血情况发生的患者,检查完毕应禁食,待病情稳定、各种血液指标正常后,可进食清淡、温凉的半流质饮食。勿食过热、粗糙或刺激性食物,以免引起

再次出血。2~3d 后逐渐过渡到正常饮食。

(3)穿孔的预防:①检查前内镜护士和医师应仔细查看患者病历,积极防范并发症。有穿孔史的患者应格外小心,检查时做好物品准备。②拟行内镜下治疗,应在治疗前抽血验血型及交叉配血。③医护操作时要轻、稳、准,减少不必要的创伤。

(4)穿孔的处理:①对于切除较小病变发生穿孔时可以非手术治疗,嘱患者卧床休息、禁食,静脉输液,应用抗生素等处理。如内镜下见明确穿孔者可用止血钛夹闭合穿孔处,必要时放置多个止血夹。在内镜下处理后需注意观察患者有无剧烈的腹痛、胸痛、全身发冷等继发穿孔的症状。②协助医师进行 X 线透视,以确定穿孔的位置,给外科手术提供依据。

五、健康教育

(1)让患者及其家属了解放疗、化疗后的不良反应,使其有一定的认知。

(2)胃肠道反应的处置:胃肠道黏膜上皮细胞增殖旺盛,故对化疗药物极为敏感,如多柔比星、氟尿嘧啶、甲氨蝶呤、洛莫司汀等常引起严重的胃肠道症状,包括畏食、恶心、顽固性呕吐、腹痛、腹泻等症状,出现反应的时间、程度与人体质有关,大多数人在用药后 3~4h 出现。因此,应密切观察并采取下列措施以改善反应症状。

①化疗期间大量饮水以减轻药物对消化道黏膜的刺激,并有利于毒素排泄。

②合理使用止吐药,可减轻胃肠道反应。

③调节饮食:宜进食少油、易消化、刺激小、维生素含量丰富的食物。

(3)血常规指标:介绍放疗、化疗对肿瘤细胞有杀伤和抑制作用,对白细胞亦有损伤。表现为红细胞、白细胞和血小板计数的下降,尤以白细胞显著。化疗药物杀伤肿瘤细胞的剂量与损害骨髓的剂量差异很小。因此,对接受化疗者应密切观察骨髓抑制征象,其特征是血细胞减少,这是抗肿瘤治疗的主要危险,应定时进行血细胞计数和骨髓检查,当白细胞低于 $4000\times10^9/L$,血小板计数下降至 $100000\times10^9/L$ 时,除停止化疗外,应予以保护性隔离,并采取预防并发症的措施。

(4)对放疗、化疗后白细胞计数下降达 $1\times10^9/L$ 者应采取保护性隔离。

(5)让患者了解脱发是可逆性反应,不必过于焦虑。

(6)做好泌尿系统毒性反应的护理:化疗药物造成瘤细胞及正常组织细胞大量破坏,少数人可出现高尿酸血症。例如,甲氨蝶呤大剂量应用时,由于药物通过肾脏以原型排出,其代谢产物在酸性环境中易沉淀甚至形成结晶造成尿路阻塞,导致肾衰竭。因此,治疗中必须采用水化和碱化来预防这一并发症。

(7)化疗药液外漏及静脉炎的处理:

①如果注射部位刺痛、烧灼或水肿,则提示药液外漏,需立即停止用药并更换注射部位。

②漏药部位根据不同的化疗药物采用不同的解毒剂做皮下封闭。

③漏液部位冷敷,采用硫酸镁湿敷直到症状消失。

④静脉炎发生后也可给予金黄散,用茶水调和后局部涂抹 2 次/天,连续 3d,或用喜疗妥等按局部血管走行涂抹。建议化疗药物从中心静脉输入,以防药液外漏和静脉炎的发生。

(8)放疗期间和放疗后的营养支持。

(9)化疗期间注意口腔卫生:某些化疗药物的毒性亦表现在黏膜上,尤其是大剂量应用时常引起严重的口腔炎、口腔糜烂、坏死。对此,我们首先要有预防措施。口腔炎发生后给予及时、合理的治疗和护理。

①化疗期间应嘱患者多次饮水以减轻药物对黏膜的毒性刺激。

②保持口腔清洁,给予益口漱口液或 4%碳酸氢钠溶液漱口,4 次/天。

③口服化疗药物时,应先用纱布擦去露出胶囊外的粉末,服后反复漱口并多次饮水。

④口腔炎发生后应改用 1%过氧化氢溶液漱口,并给予西瓜霜等局部治疗。

⑤嘱不要使用牙刷，而用棉签轻轻擦洗口腔牙齿。

⑥涂药前先轻轻除去坏死组织，反复冲洗，溃疡者可用甲紫或紫草油涂抹患处。

⑦给予无刺激性软食，因口腔疼痛而致进食困难者给予2%普鲁卡因含漱，镇痛后再进食。

(10)本病的早期发现与早期诊断十分重要。凡年龄在50岁以上，出现进食后胸骨后停滞感或咽下困难者，应首选内镜检查，以明确诊断。对食管贲门失弛缓症、慢性食管炎、食管良性狭窄等患者，需警惕食管癌变，应定期随访。手术后第1年每3个月1次，以后每6个月1次随访复查。

第十五章　消化性溃疡

消化性溃疡(pepti culcer,PU)是一种消化道的常见病、多发病。由于溃疡的发生与胃酸及胃蛋白酶的消化作用有关,故定名为消化性溃疡。消化性溃疡可发生在胃肠道与胃酸、胃蛋白酶能接触的任何一个部位,如食管下段、胃、十二指肠、胃空肠吻合术后的空肠和具有异位胃黏膜的 Meckel 憩室等,但以胃、十二指肠最为多见,约占 98%。其具体分为胃溃疡(gastric ulcer,GU)与十二指肠溃疡(duodenal ulcer,DU),以后者多见。

一、病因及发病机制

消化性溃疡的发病机制已经清楚,近代观点认为,消化性溃疡存在多种病因,它们通过不同的发病机制增强对黏膜的攻击因子,或减弱黏膜的防御因子,而正常黏膜屏障的维持依赖于攻击因子与防御因子的相对平衡,当对胃肠道黏膜的攻击因子超过防御因子时,就会发生消化性溃疡。

(一)攻击因子

1. 幽门螺杆菌(Helicobacter pylori,Hp)

1983 年 Marshall 和 Warren 在微需氧条件下从人体胃黏膜活检标本中找到 Hp,从而使人们对消化性溃疡认识发生了重大改变,现已明确 Hp 是消化性溃疡,尤其是十二指肠溃疡的重要致病因子。Hp 寄居在胃黏膜上皮细胞表面,有时可深入胃小凹内通过分泌毒素、酶类,对胃黏膜起侵袭作用,从而破坏胃和十二指肠黏膜屏障的完整性。

2. 非甾体抗炎药(NSAIDs)

随着 NSAIDs 应用的日益普遍,NSAIDs 已成为消化性溃疡的第二大病因。常用药物有保泰松、吲哚美辛、阿司匹林等。其造成 PU 的机制包括:①非甾体抗炎药对胃肠道黏膜有直接的毒性作用。当黏膜接触这类药物后,黏膜细胞线粒体氧化磷酸化功能受到抑制,ATP 产生减少,能量代谢障碍。②通过抑制环氧合酶活性而抑制前列腺素的合成与释放,并能降低黏膜的血流量,使局部微循环发生障碍。③抑制黏膜上皮细胞再生,影响黏膜损伤后的恢复功能。

3. 胃酸分泌过多

胃酸是由胃壁细胞分泌的,正常人的胃黏膜内大约有 10 亿个壁细胞,平均每小时分泌盐酸 22 mmol。DU 患者的壁细胞总数增多,每小时分泌盐酸约 42 mmol,比正常人高出 2 倍左右。因此,临床上采用的减少胃酸或抑制其分泌的各种疗法,在大多数十二指肠溃疡患者中可促进溃疡愈合。胃溃疡患者当胃黏膜屏障破坏时,氢离子逆扩散而形成溃疡时,仍属于胃酸作用,但其重要性低于十二指肠溃疡。

4. 促溃疡形成介质

具有促进溃疡发生、参与溃疡形成和抑制溃疡修复等方面的作用。随着研究的深入,一些新的促溃疡形成介质不断被发现,主要有氧自由基、血小板活化因子、白细胞三烯、血栓素、内皮素等。

(二)防御因子

胃黏膜的防御作用通过防御因子来完成。所谓黏膜防御是指允许胃或十二指肠黏膜长期暴露于腔内,受到 pH、渗透压和温度的变化而不受损伤的因素。从广义上说,黏膜防御不仅包含黏膜及其相关的解剖结构对损伤的天然抵抗机制,同时包括一旦损伤发生,黏膜能迅速修复损伤,从而维护黏膜的完整性,而且还包括调节黏膜防御能力的神经、体液、血管机制。主要的防御因子有黏膜屏障、黏液/重碳酸盐屏障、胃黏膜血流量、细胞更新、损伤的急性愈合、前列腺素和表皮生长因子等。

(三)其他因素

其他因素包括遗传因素、身心因素、饮食因素、吸烟、环境、季节、不良生活习惯等。

二、临床表现与诊断

(一)临床表现

消化性溃疡的临床表现不一,部分患者可无症状,或以出血、穿孔等并发症作为首发症状。上腹部疼痛是本病的主要症状,可被进食或服用抗酸剂所缓解。

1. 症状

(1)上腹部疼痛:典型的无并发症的胃、十二指肠溃疡的疼痛具有以下特点。①慢性,多缓慢起病,并有反复发作的过程,病史可达数年或数十年。②节律性,疼痛的发生与进食有一定的关系。胃溃疡疼痛常在饭后 0.5~2 h 发作,称为餐后痛,其规律为进食→疼痛→舒适。幽门前区的胃溃疡及十二指肠溃疡多在空腹时疼痛,一般在饭后 3~4 h 发生,称为饥饿痛,不少患者夜间痛醒,其规律为进食→舒适→疼痛。③周期性,消化性溃疡的发作多与季节因素有关,秋末冬初是发病最多的季节,其次为春季,夏季最少。

(2)其他症状:有嗳气、反酸、恶心、呕吐等,可伴随疼痛出现。

2. 体征

缓解期几乎无明显体征,发作期可仅有上腹部压痛,压痛部位与溃疡的位置基本相符。

(二)诊断

1. X 线钡剂检查

多采用钡剂和空气双重对比造影。溃疡的 X 线征象有直接和间接两种,前者是诊断本病的可靠依据,而后者的诊断无特异性。龛影是溃疡的直接征象;局部痉挛、激惹现象、球部畸形和局部压痛等是溃疡的间接征象。现 X 线检查已逐渐被更可靠的胃镜检查取代。

2. 内镜检查

是诊断消化性溃疡的首选方法。不仅可以直接观察胃、十二指肠黏膜,还可以进行病理组织学检查。对于消化性溃疡的诊断和良、恶性溃疡的鉴别诊断准确性高于钡剂检查。

3. 实验室检查

(1) Hp 检测:Hp 感染的诊断方法分为侵入性和非侵入性两大类(表 15-1),前者需要做胃镜检查和胃黏膜活检,优点是可以同时确定有无胃十二指肠疾病;后者仅提供有无感染的信息,为开展 Hp 治疗提供依据。

表 15-1　诊断 Hp 感染的常用方法

侵入性	(1)快速尿素酶试验 (2)组织切片染色 (3)黏膜涂片革兰染色 (4)微需氧培养
非侵入性	(1) ^{13}C 或 ^{14}C 尿素呼气试验 (2)粪便 Hp 抗原试验 (3)检测血中抗 Hp-IgG 抗体

(2)血清促胃液素测定:消化性溃疡患者的血清促胃液素较正常人稍高,但诊断意义不大,故不列为常规。如怀疑有胃泌素瘤,应做此项测定。

三、治疗原则

(一)药物治疗

消化性溃疡的药物治疗方法按其作用机制可分为三大类:抑制胃酸分泌、根除 Hp 和保护胃黏膜治疗。

1. 抑制胃酸分泌治疗

(1)质子泵抑制剂(PPI):其抑制胃酸分泌作用比 H_2 受体拮抗药更强,而且作用持久,不良反应小,是治疗消化性溃疡的首选药物。常用药物有奥美拉唑、兰索拉唑、泮托拉唑、雷贝拉唑等。

(2)H_2 受体拮抗药:有法莫替丁、雷尼替丁、西咪替丁、尼扎替丁等,疗效稳定。

(3)制酸剂:为弱碱药物,口服后能与胃酸反应,形成水和盐,使胃液 pH 升高,有效缓解疼痛,现已少用。有碳酸氢钠、碳酸钙、氧化镁、氢氧化铝、氢氧化镁等。

2. 根除 Hp 治疗

可显著降低溃疡复发率和并发症发生率。随着 Hp 耐药率上升,标准的三联疗法(PPI+克拉霉素+甲硝唑)根除率已低于或远低于 80%。目前根除方案推荐使用铋剂+PPI+两种抗菌药物组成的四联疗法。抗菌药物组成方案有四种:①阿莫西林+克拉霉素;②阿莫西林+左氧氟沙星;③阿莫西林+呋喃唑酮;④四环素+甲硝唑或呋喃唑酮。其疗程为 10 d 或 14 d。

3. 保护胃黏膜治疗

目前常用的胃黏膜保护剂主要有三种:硫糖铝、铋剂和前列腺素类药物(米索前列醇）。

（二）手术治疗

大多数PU经过内科积极治疗后，症状缓解，溃疡愈合。对下列患者应手术治疗：①急性溃疡穿孔；②穿透性溃疡；③大量或反复出血，内科治疗无效；④器质性幽门梗阻；⑤GU癌变或癌变不能除外；⑥顽固性或难治性溃疡，如幽门管溃疡、球后溃疡等。

四、常见护理问题

（一）腹痛

1. 相关因素

胃酸直接作用于溃疡面引起化学性炎症，胃酸的直接刺激或炎症、水肿造成组织张力增加，刺激溃疡边缘和基底部神经末梢引起疼痛。胃肠动力异常如蠕动增强或胃内压增高虽不能直接引起疼痛，但可以使疼痛明显增加。

2. 临床表现

（1）疼痛部位：胃溃疡疼痛部位常在剑突下或上腹部中线偏左；十二指肠溃疡则在剑突下偏右。

（2）疼痛性质：消化性溃疡的疼痛多为持续性钝痛、灼痛或饥饿痛，程度较轻多能忍受，可持续出现30 min或数小时，疼痛的强度与溃疡的大小、胃酸水平无关。主要和患者的痛阈及对疼痛的反应性相关，存在明显的个体差异。

3. 护理措施

（1）疼痛发生时，患者应卧床休息。

（2）向患者及其家属讲解疼痛的原因，消除患者的紧张心理，可采用交谈、听音乐等方法分散患者的注意力。

(3)用药护理:注意观察药效及其不良反应。

①抗酸分泌药物

a.质子泵抑制剂:服用时间为早餐前1h或晚睡前,服用时应整粒吞服,不可咀嚼。少数患者可出现腹泻、便秘或腹胀。

b.H_2受体拮抗药:服用时间为餐前,少数患者用药期间可出现一过性肝功能损害和粒细胞缺乏,可出现头痛、嗜睡等反应。此外,法莫替丁可使茶碱类药物的毒性增加。

c.制酸剂:此类药品已较少使用,在餐前或疼痛时咀嚼后服用。常见不良反应为便秘。

②抗Hp药物:抗生素均于餐后服用。阿莫西林使用前应做青霉素皮试,并注意观察有无迟发性过敏反应的出现,如皮疹等。甲硝唑可引起恶心、呕吐等胃肠道反应,可根据医嘱适当用甲氧氯普胺、维生素B_6拮抗,甲硝唑的代谢产物可使尿液呈深红色。四环素可引起上腹部不适、口角炎等,日晒可出现光敏现象,建议患者服用本品期间不要直接暴露于阳光或紫外线下,一旦皮肤有红斑应立即停药。呋喃唑酮主要不良反应有恶心、呕吐、直立性低血压、低血糖等。

③保护胃黏膜药物

a.硫糖铝:有硫糖铝片和硫糖铝混悬液,只在酸性条件下有效,与制酸药物及多酶片同服,可降低硫糖铝的药效,如为片剂应嚼服,在餐前1h服用,本药含糖量较高,故糖尿病患者应慎用,可有口干、恶心、便秘等不良反应。

b.铋剂:胶体枸橼酸铋因其在酸性环境中才起作用,故应餐前服用,不得与强制酸药物同时服用,服药期间大便可呈黑色,还应注意不得与牛奶同服。

c.米索前列醇:本品不常用,空腹服用。腹泻是其主要不良反应,前列腺素可引起子宫收缩,孕妇忌服。

(4)帮助患者减少或去除加重或诱发疼痛的因素:①对服用非甾体抗炎药者,应更换其他类药物或停药;②避免食用刺激性食物,以免加重对黏膜的刺激；③对嗜烟酒者，劝其戒除。因为乙醇可刺激黏膜引起损伤，烟中的尼古丁不仅能损伤黏膜，刺激壁细胞增生和胃酸分泌，还可降低幽门括约肌张力，使胆汁反流入胃，并抑制胰腺分泌 HCO_3^-，削弱十二指肠腔内对胃酸的中和能力。帮助患者制订切实可行的戒烟、戒酒的计划，避免突然戒烟引起焦虑、烦躁，反过来刺激胃酸分泌。

(5)注意观察及详细了解患者疼痛的性质、部位及持续的时间，认真做好疼痛评估，根据疼痛的规律和特点，进行干预：①十二指肠溃疡疼痛表现为空腹痛或午夜痛，指导患者准备能中和胃酸的碱性食物，如苏打饼干等在疼痛时进食；②嘱患者定时进餐，每餐不宜过饱，以免胃窦部过度扩张而刺激胃酸分泌；③注意饮食结构，由于蛋白质食物具有中和胃酸作用，可适量摄取脱脂牛奶，宜安排在两餐之间饮用，但不宜多饮，因为钙质吸收会反过来刺激胃酸分泌。

(二)潜在并发症：上消化道出血

1. 相关因素

溃疡侵蚀血管及黏膜引起出血。

2. 临床表现

消化性溃疡出血的临床表现由出血的部位、速度和出血量决定。十二指肠后壁溃疡易穿透十二指肠动脉，导致急性上消化道大出血，而通常溃疡面渗血，则出血速度慢，出血量小。消化道大出血可表现为呕血、黑粪或柏油样便，甚至可出现失血性休克。少量上消化道出血可表现为小细胞低色素性贫血及大便隐血阳性。一般出血量达到 5 mL 即可发现大便隐血阳性，50～100 mL 可出现黑粪，1000 mL 以上可出现循环功能改变，短时间内出血超过 1500 mL 常导致休克。

3. 护理措施

根据患者的血压、脉搏、呕血、黑粪等临床表现综合判断患者的出血量。视出血量的多少,积极采取相应的措施。

(1)出血量不大,无呕血,仅有黑粪或大便隐血阳性时,可进食冷流质,逐渐过渡到半流质饮食。出血停止后可逐渐增加活动量。

(2)出血量较大,有呕血、黑粪时:①立即协助患者绝对卧床休息,头偏向一侧,以防呕吐引起窒息;建立静脉通道,抽血验血型及交叉配血、备血。②按医嘱给予止血、制酸、补充血容量、输血等治疗。③安慰患者,避免因过度紧张而加重出血。④内镜下查找出血原因及止血治疗。

(三)潜在并发症:穿孔

1. 相关因素

溃疡深达浆膜层时可发生穿孔。

2. 临床表现

在饮酒、劳累、服用阿司匹林等诱因存在时,可出现突发的上腹部剧烈疼痛,大汗淋漓,烦躁不安,服用制酸剂不能缓解疼痛。当炎症迅速波及全腹时,即表现出急性弥漫性腹膜炎的特征,部分患者可出现休克。此为急性穿孔的特征性表现。如果出现腹痛规律改变,疼痛顽固而持久向腰背部放射,则可能为慢性穿孔。腹部X线检查可发现膈下有游离气体。

3. 护理措施

(1)急性小的穿孔可行内科非手术治疗:①卧床休息,禁食;②密切观察病情,监测生命体征;③持续胃肠减压及抗酸治疗,以减少胃、十二指肠分泌液,阻止其继续流入腹腔;④维持水、电解质及酸碱平衡,联合应用广谱抗生素,防止腹腔感染。

(2)大的穿孔应尽快手术治疗,在积极抗休克、充分扩充血容量的基础上,做好术前的准备工作,如备皮、青霉素皮试、普鲁卡因皮试、血型、交叉配血及备血等。

参考文献

[1] 王晓荣.白血病患者大剂量化疗后骨髓抑制的护理对策[J].临床医学研究与实践,2016,1(1):99.

[2] 陈琳,陈婧,刘月平,等.浅谈我国护理人力资源管理的研究及其对策[J].护理研究,2015,29(34):4344-4345.

[3] 王燕玲.不同健康教育方案对白血病患者自我护理行为影响的对比研究[J].重庆医学,2015,44(8):1143-1145.

[4] 王萃.甲亢危象患者的临床观察与护理[J].中国医药指南,2014,12(33):289-290.

[5] 包金全,韩丽华.蒙医药治疗再生障碍性贫血的进展[J].中国民族医药杂志,2014,20(9):72.

[6] 张应涛,刘康康,陆家海.2014年西非埃博拉出血热流行状况与防控研究[J].暨南大学学报(自然科学与医学版),2014,35(5):421-426,416.

[7] 王丽,左丽宏,南红,等.47例多发性骨髓瘤患者皮下注射硼替佐米致不良反应的护理[J].中华护理杂志,2014,49(7):813-815.

[8] 徐颜美,邓立彬,王小中.原发免疫性血小板减少性紫癜的遗传学研究进展[J].重庆医学,2014,43(13):1646-1648.

[9] 杜小红,曾俊杰,裴仁治,等.小剂量利妥昔单抗联合IL-11治疗难治性免疫性血小板减少性紫癜的疗效观察[J].中华内科杂志,2014,53(3):212-213.